Florian Reisewitz

Von Goa nach Walsrode

BALANCE **erfahrungen**

Florian Reisewitz

Von Goa nach Walsrode

Auf Drogen und Psychosen

Florian Reisewitz
Von Goa nach Walsrode
Auf Drogen und Psychosen

BALANCE erfahrungen

1. Auflage 2019
ISBN-Print: 978-3-86739-124-5
ISBN-PDF: 978-3-86739-927-2
ISBN-ePub: 978-3-86739-928-9

Bibliografische Information der Deutschen Nationalbibliothek
Die Deutsche Nationalbibliothek verzeichnet diese Publikation in der Deutschen Nationalbibliografie; detaillierte bibliografische Daten sind im Internet über http://dnb.d-nb.de abrufbar.

In diesem Buch werden stellenweise die Wirkungen einzelner Medikamenten beschrieben. Die Handelsnamen der besprochenen Medikamente sind mit dem Zeichen ® gekennzeichnet. Aus dem Fehlen dieser Kennzeichnung darf aber nicht auf die freie Verwendbarkeit eines Medikamentennamens geschlossen werden, es kann sich um gesetzlich geschützte Warenzeichen handeln, die nicht ohne Weiteres benutzt werden dürfen. In der Geschichte werden auch Suizidversuche thematisiert. Wenn Sie daran denken, sich das Leben zu nehmen, versuchen Sie, mit anderen Menschen darüber zu sprechen. Es gibt eine Vielzahl von Hilfsangeboten, bei denen Sie – auch anonym – mit anderen Menschen über Ihre Gedanken sprechen können. Das geht telefonisch, im Chat, per E-Mail oder persönlich. Eine Übersicht gibt die Seite der Deutschen Gesellschaft für Suizidprävention: www.suizidprophylaxe.de. Am Ende dieses Buches finden Sie hilfreiche Anlaufstellen.

Umschlagkonzeption und -gestaltung: GRAFIKSCHMITZ, Köln, unter Verwendung eines Bildes aus einer Privatsammlung
Lektorat: Katrin Klünter, Köln
Typografiekonzeption und Grafiken: Iga Bielejec, Nierstein
Satz: BALANCE buch + medien verlag, Köln
Druck und Bindung: AZ Druck und Datentechnik GmbH, Kempten

Für Torben Beitzel

Vorwort

Dies ist die Geschichte einer psychischen Erkrankung, meiner Erkrankung. Sie erzählt, wie eine Psychose bei mir ausbrechen konnte, wie sie sich festgesetzt hat und wie ich sie erlebt habe. Ich werde hier sowohl über die manischen als auch die depressiven Phasen berichten, so gut ich mich daran erinnern kann. Und ich kann mich an einiges erinnern, obwohl ich gerade in den akut psychotischen Phasen sehr weit weg von einer normalen Sicht auf die Realität war. So lustig oder amüsant sich manche Ereignisse lesen werden, so möchte ich doch an dieser Stelle betonen, dass ein psychotischer Schub eine unglaubliche Belastung für Körper und Geist ist und ich mich in solchen Phasen meist extrem unwohl gefühlt habe. Ich hatte keine Möglichkeit, aus mir selbst heraus den Gedanken und den Eingebungen, die mich bestürmten, zu entfliehen.

Andere Ereignisse sind dagegen weniger amüsant zu lesen. So gehören zu meiner Geschichte auch mehrere, teilweise krasse Suizidversuche, die glücklicherweise immer gut ausgingen. Aber die negativen Gedanken können sehr mächtig sein und zu dramatischen Fehlentscheidungen führen. Falls Sie selbst oder Menschen aus Ihrem Umfeld unter solchen Suizidgedanken leiden: Bitte, suchen Sie sich Hilfe! Bleiben Sie nicht allein mit Ihren Gedanken! Am Ende dieses

Buches sind gute erste Anlaufpunkte aufgelistet. In diesem Text beschreibe ich stellenweise auch die Wirkungen unterschiedlicher Neuroleptika. Hier stelle ich allerdings meine ganz persönlichen Erfahrungen dar. Neuroleptika wirken bei jedem Menschen anders: Was mir geholfen hat, kann anderen wenig nützen oder gar schaden. Daher gibt es kein Allgemeinrezept, keinen »goldenen Weg«.

Dieser Text möchte den Konsum von Drogen in keiner Weise verharmlosen oder gar verherrlichen. Ich beschränke mich in meinen Beschreibungen auf die Dinge im jeweiligen Moment und halte mich mit Kommentaren oder Bewertungen eher zurück. Hier gehe ich einerseits meinem ursprünglichen Schreibimpuls nach, das Erlebte zu verarbeiten, andererseits möchte ich Sie möglichst unvermittelt und plastisch an meinen Erfahrungen teilhaben lassen. Wenn der Text dazu führt, dass der ein oder andere eine eher lockere Einstellung gegenüber Partydrogen relativiert, dann wäre für mich ein wichtiges Ziel erreicht.

Ein weiteres Ziel meines Textes ist es, dazu beizutragen, dass sich Unkenntnis über psychische Erkrankungen und Angst vor psychisch Erkrankten verringern. Eine solche Erkrankung ist in unserer Gesellschaft immer noch mit einem Stigma verbunden, wird verdrängt und tabuisiert. Ein offenerer Umgang mit Betroffenen und eine realistische Sicht auf die Erkrankung tun not.

Mein erster psychotischer Schub liegt mittlerweile über zwanzig Jahre zurück. Ich bin mir heute bewusst, dass ich wahrscheinlich mein ganzes restliches Leben auf Medikamente angewiesen sein werde, um im sogenannten »normalen« Leben einigermaßen bestehen zu können. Das bedeutet auch, zahlreiche Nebenwirkungen in Kauf zu nehmen. Aber auch trotz des relativen Schutzes, den mir diese Medikamente geben, muss ich gleichzeitig immer darauf achten, mich psychisch nicht zu sehr zu belasten. Besonders übermäßiger Stress oder eine Vielzahl an intensiven Eindrücken kann zu einem erneuten Ausbruch der Krankheit führen. Und deswegen sind gewisse schützende Rahmenbedingungen für meinen Alltag und mein Leben von elementarer Wichtigkeit.

Die Namen meiner Freunde und Bekannten sowie aller anderen Menschen, die in dieser Geschichte eine Rolle spielen, habe ich aus persönlichkeitsrechtlichen Gründen abgeändert. Ebenso habe ich manche Ortsnamen und Bezeichnungen von Örtlichkeiten verfremdet oder bewusst ausgelassen.

Nun wünsche ich Ihnen eine anregende Lektüre. Und ganz egal, wo Sie gerade im Leben stehen, ob Sie selbst Betroffene oder Angehöriger sind, ob Sie aus beruflichem oder aus privatem Interesse zu meinem Buch greifen: Ich bitte um Mitgefühl für alle auftretenden Menschen. Und ich hoffe, dass Ihnen meine Geschichte Mut macht. Wie ausweglos das Leben manchmal scheinen mag, es hat doch so viele schöne Seiten. Und es lohnt sich, zu kämpfen.

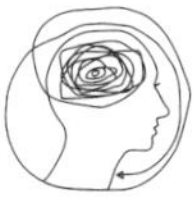

Sozialisierung zum Kiffer

Das erste Mal kam ich mit sechzehn Jahren in Kontakt mit illegalen Drogen. Ich war mit meinem besten Freund Benjamin auf ein Festival an der Grenze zu den Niederlanden gefahren. Wir waren beide noch sehr unerfahren und unbedarft. Beim Auftritt von Midnight Oil standen wir sehr nah an der Bühne. Rechts von uns stand ein Pärchen, das um die dreißig war. Sie hatte ein langes Blättchen in der Hand, auf dem schon Tabak verteilt war. Er hielt einen braunen Klumpen, den er mit einem Feuerzeug erwärmte, um dann kleine Bröckchen der braunen Masse auf den Tabak zu streuen. Schließlich rauchten sie das Ganze, es roch süßlich. Wir hatten keinen blassen Schimmer, was da vor sich ging, vermuteten aber, dass es sich um Heroin handelte.

Ein paar Monate später feierten wir eine kleine Party mit unseren Klassenkameraden. Es wurde viel getrunken und zu lauter Musik getanzt. Einige wenige entfernten sich immer wieder von der Gruppe – mit verschwörerischer Miene –, um nach etwa einer Viertelstunde wiederaufzutauchen.

»Was treibt ihr denn so?«, fragte ich neugierig ein Mädchen aus dieser Gruppe.

»Wir kiffen«, sagte sie geradeheraus. »Hast du nicht auch Lust? Ich hab' gehört, du bist interessiert.«

»Wie kommst du denn auf so was!?«, lehnte ich entschieden ab. Ich blieb an diesem Abend beim Alkohol. Kiffen war illegal und mir außerdem deutlich zu unheimlich, denn ich wusste nicht, was da mit einem passiert.

Einige Monate später war es dann aber doch so weit. Benjamin und ich waren gerade siebzehn Jahre alt geworden und besuchten ein kleines Festival in der Lüneburger Heide, in unserer Heimat. Hier wollten wir das erste Mal selbst kiffen. Ein Neuer war wenige Wochen zuvor zu unserem Freundeskreis gestoßen. Oliver war zwei Jahre jünger als wir, aber schon ein wilder und kompromissloser Bursche, immer auf der Suche nach dem nächsten Kick. Ein gekonnter Skater, der die gefährlichsten Tricks auf seinem Board ausprobierte, der uns einführte in die Punkmusik und auf dem Weg war, selbst ein Punk zu werden. Ein Outlaw.

Oliver hatte uns schon mehrfach von der Wirkung von Cannabis vorgeschwärmt und uns so langsam den Mund wässrig geredet. Er erzählte davon, dass man sich bekifft unheimlich gut entspannen könne und dass es vor allem unheimlich witzig sei. Unsere Neugier war geweckt, wir wollten es nun endlich selbst erfahren! Mit etwas Haschisch setzten wir uns abseits vom Getriebe auf einen Hügel und Oliver baute den Joint. Wir waren nicht allein, drei Freunde von Oliver hatten sich uns angeschlossen. Eine Erfahrung, die wir in nächster Zeit öfter machen sollten: Kaum packte jemand auf einer Party sein Haschisch aus, war er umringt von mindestens fünf Leuten, die mitrauchen wollten. Zu jener Zeit, Anfang der Neunzigerjahre, in einem kleinen Kaff in Niedersachsen war es schwer, an den Stoff zu kommen, besonders wenn man jung war und noch nicht die richtigen Kontakte hatte.

Wir rauchten unseren ersten Joint. Die Erwartungshaltung war riesig, entsprechend groß die Enttäuschung. Eigentlich passierte nichts Besonderes mit uns. Wir waren nur etwas kicherig und hatten Angst, dass wir auffallen würden. Später erfuhren wir, dass es nicht ungewöhnlich sei, beim ersten Joint oder den ersten Malen nichts oder nicht viel zu merken. Wir experimentierten also munter weiter, wann immer sich die Gelegenheit ergab. Und bald stellte sich auch die erhoffte Wirkung ein. Es war eine kleine Offenbarung. Wir lachten sehr viel, hatten lustige Assoziationen, waren angenehm entspannt und locker.

Den ersten Joint hatten wir im Mai geraucht. Im August desselben Jahres machten Benjamin und ich uns ins europäische Mekka der Kiffer auf: Amsterdam! Mit dem Zug fuhren wir bis zur Grenze und von dort ging es mit dem Fahrrad weiter. Nach drei Tagen erreichten wir unser Ziel und schlugen unser Zelt auf dem Campingplatz auf. Um uns herum Gleichgesinnte aus ganz Europa. Überall wurden Joints oder Bongs herumgereicht. Wir hatten uns bereits selbst eine kleine Acrylbong besorgt. Die folgende Woche wurde zu einem einzigen Exzess. Wir besuchten unzählige Coffeeshops und probierten uns durch das reichhaltige Angebot. Ob Gras oder Haschisch – die Qualität war unglaublich und wir dauerbreit. Nach dieser Woche war der Bann endgültig gebrochen: Wir waren überzeugte Kiffer geworden.

Zurück in Deutschland wurde aus dem gelegentlichen Konsum erst ein regelmäßiges Hobby, dann eine Leidenschaft. Schritt für Schritt gelangten wir in Kreise, die etwas älter waren und auch regelmäßig kifften. Bei unseren neuen Freunden begannen wir, aus Glasbongs statt aus Acrylbongs zu rauchen – die »edlere« Variante, da sie im Gegensatz zu Acrylbongs nicht den Geschmack beeinflussten und nicht nach Plastik schmeckten. Diese Bongs nahmen mit der Zeit enorme Größen an, sowohl was die Fassungsmenge an Wasser und Rauch betraf als auch die Größe der Köpfchen, in die wir die »Mische« taten, das Gras oder Haschisch vermengt mit Tabak. Bald saßen wir fast jeden Abend mit ein paar Leuten zusammen, kifften, entspannten und schauten fern. Es war, auf eine gewisse Art, eine unschuldige und glückliche Zeit. Nichts hätte geändert werden müssen. So, wie es war, war es perfekt.

Aber schon damals zogen die ersten dunklen Wolken am Horizont auf. Ich begann, nicht nur positive Effekte beim Kiffen zu erleben. Es stellten sich auch die ersten Anzeichen von Paranoia ein. So hatte ich oft, wenn ich sehr berauscht war, das Gefühl, dass die anderen in der Runde meine Gedanken lesen könnten. Oder dass sie sich hinter meinem Rücken über mich lustig machten, ein Zeichen meiner damaligen Unsicherheit. Ich versuchte, diese negativen Aspekte des Kiffens zu ignorieren und mich auf das zu konzentrieren, was bisher das Schöne war: das Lachen, die Entspannung, das Gefühl von Losgelöstheit und dass aktuelle Probleme und Sorgen nichtig wurden. Eine ganze Weile ging das gut, trotz der leichten Paranoiaanfälle blieb ich ein überzeugter Kiffer.

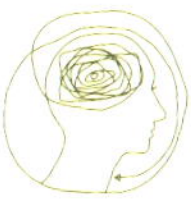

Hedonistisches Manifest

Meine Schulzeit neigte sich dem Ende entgegen. Den Wehrdienst wollte ich verweigern und den Zivildienst in Hamburg ableisten. Eine Zivildienststelle, ein Kindergarten, war bereits gefunden, ebenso eine Wohnung, die ich gemeinsam mit Benjamin beziehen würde. Doch dann, völlig überraschend für uns beide, überlagerte ein Streit zwischen meiner und seiner Familie unsere Freundschaft. Wir versuchten, uns da herauszuhalten, aber es blieb nicht aus, dass auch wir jeweils Position bezogen und ebenfalls in Streit verfielen. Unsere Freundschaft, die uns durch die gesamte Zeit am Gymnasium begleitet hatte, zerbrach.

Ich empfand dies als einen extrem heftigen Bruch. Benjamin war nicht nur irgendein Freund, nicht nur mein bester Freund. In jenen sensiblen Teenagerjahren, in denen ich mich vom Kind zum halbwegs Erwachsenen entwickelte, war er immer an meiner Seite gewesen. Er ersetzte mir teilweise Familie, ja sogar fast eine Partnerin. Wir waren ein verschworenes Gespann, konnten uns über alles unterhalten und wurden von den anderen immer als Team gesehen. Dieser Halt, diese Stütze brach für mich nun weg. Ich beschloss, in meiner Heimatstadt zu bleiben und erst zum Studium nach Hamburg zu ziehen. In letzter Minute ergatterte ich einen Zivildienstplatz in einer Behinderteneinrichtung vor Ort. Auch das Schulende war ein heftiger Einschnitt für mich. Erst Jahre später wurde mir klar, dass mir in der Zeit danach etwas fehlte: die Anerkennung der Lehrer für meine schulischen Leistungen und die Bestätigung durch gute Noten. Durch diese beiden Veränderungen war mein Leben nahezu auf den Kopf gestellt. Ich musste mich neu definieren.

Zur selben Zeit begann ich, öfter auf sogenannte Goa-Partys zu gehen. Ein Mädchen aus meiner Klasse hatte mitbekommen, dass ich die elektronische Musik für mich entdeckte. Wir waren nicht wirklich befreundet; ich wusste aus zweiter Hand, dass sie zum Feiern eher nach Hamburg fuhr, statt wie wir in die Dorfdiskothek Welcome. Angeblich hatte sie mit harten Drogen zu tun, Kokain vielleicht. Es waren Gerüchte, Genaueres wusste man nicht. Eines Tages sprach mich Susanne an und schwärmte mir von diesen Goa-Partys vor. Dass die Leute dort alle supernett seien, man auf Teppichen und im Sommer barfuß auf der Wiese tanze und überhaupt alles viel besser sei als auf den Raves, die ich bisher mitgemacht hatte.

»Lass uns doch mal zusammen auf eine Party gehen«, schlug sie vor.

Im Winter, kurz vor den schriftlichen Abiturprüfungen, war es dann so weit. Ich bekam das Auto meiner Eltern, holte Susanne und eine Freundin von ihr ab und wir fuhren nach Hamburg auf die Reeperbahn. Der Klub hieß Powerhouse und befand sich in einer dunklen Nebenstraße des Kiezes. Als Erstes fiel mir die Beleuchtung auf: Überall an der Decke hingen Schwarzlichtröhren, die alles in ein unwirkliches Licht tauchten. Die Wände waren übersät mit Tüchern, bedruckt mit indischen oder psychedelischen Motiven, die im Schwarzlicht satt leuchteten. Der Bass im Viervierteltakt rollte durch den Saal und es gab kaum Leute, die nicht tanzten. Zum ersten Mal hörte ich den Goa-Sound, Psychedelic Trance! Ich wusste es damals noch nicht, aber musikalisch sollte dies meine neue Heimat werden und bis heute bleiben.

Susanne teilte mir mit, dass sie und ihre Freundin nun Ecstasy nehmen würden. Sie bot es mir nicht an, sie wollte nur, dass ich Bescheid wusste. Ich rauchte einen Joint und beobachtete sie interessiert. Zunächst passierte nichts Besonderes. Eine halbe Stunde später bemerkte ich eine sehr drastische Veränderung an beiden Mädchen. Sie richteten sich auf, schienen von innen her zu leuchten und tanzten mit einer Hingabe, wie ich es nie zuvor erlebt hatte. Sie strahlten dabei über das ganze Gesicht. Dies alles beeindruckte mich tief.

Im darauffolgenden Jahr besuchte ich drei ähnliche Partys in Hamburg. Der Abiturstress erlaubte nicht mehr. Die Zeit nutzte ich aber, um mich auf theoretische Weise dem Phänomen Ecstasy zu nähern. Hierzu lieh ich mir von einem Freund das Buch »E for Ecstasy« von Nicholas Saunders, das erst vor Kurzem erschienen war. Darin berichtet der Autor von eigenen Erfahrungen mit der Droge und von Erfahrungen Dritter, sowohl im Partykontext wie auch im privaten Rahmen und sogar im therapeutischen Bereich. Die ausführlichen Informationen, auch zu negativen Aspekten, die allerdings noch lange nicht ausreichend erforscht waren, faszinierten mich und schreckten mich gleichermaßen ab.

Einerseits ist Ecstasy ein »Herzöffner«, der Stoffwechsel wird praktisch geflutet mit dem körpereigenen Glückshormon Serotonin. Man möchte die ganze Welt umarmen, ist sehr gelöst und unglaublich glücklich. Andererseits unterdrückt Ecstasy die Wahrnehmung von Müdigkeit, Durst und Hunger, sodass man stundenlang tanzen kann. Doch die Langzeitwirkung von regelmäßigem Konsum war noch nicht richtig erforscht. Man vermutete eine Veränderung der Hirnchemie: Die Arbeit der Botenstoffe und die Ausbildung von Synapsen könnte nachhaltig beschädigt werden. Auch von Paranoia und

Schizophrenie als Folge war die Rede. Ob Ecstasy abhängig macht, war dagegen heiß umstritten. Die meisten glaubten nicht an eine physische Abhängigkeit, wohl aber, dass die Verbindung aus Ecstasy und Technopartys auf gewisse Weise psychisch abhängig machte. Ich war unsicher, wie ich mich zu dieser Droge positionieren sollte, beschloss dann aber, mich fürs Erste weiter ans Kiffen zu halten.

In dieser Zeit schrieb ich mein »Hedonistisches Manifest«. Es entstand zwei Monate, bevor ich mit Susanne ins Powerhouse auf meine allererste Goa-Party fuhr, und zeigt sehr eindrücklich, wes Geistes Kind ich war:

Auch wenn unser Leben jedem vernünftigen Menschen sinnlos vorkommen muss, lohnt es sich vielleicht, für die glücklichen und angenehmen Momente zu leben. Nach dieser Philosophie kann man sein Leben als Suche auffassen, Wege zu finden, besonders glücklich zu sein. Ich habe unsere menschliche Rasse schon vor Jahren für ihre Vergehen verurteilt, empfinde unsere Zerstörungswut als nicht wiedergutzumachenden Makel, halte unsere Rasse nicht mehr für berechtigt, zu leben, den anderen Lebewesen das Leben und die Lebensgrundlagen zu nehmen. Eigentlich finde ich, dass es besser für die Erde wäre, wir würden eher heute als morgen von der Bildfläche verschwinden.

Gerade weil ich die Existenz des Lebens für eine Sensation halte, möchte ich unser Geschlecht auslöschen, da wir uns wie ein mutiertes Geschwür anschicken, sämtliches Leben und erst zum Schluss unser eigenes auszulöschen.

Nur der folgende Grund hält mich hier: Was kennen wir denn schon außer diesem Leben, das uns geschenkt wurde? Was wissen wir über die Zeit davor, danach? Da ich nicht glaube, dass mein Ego, meine Persönlichkeit, wie sie heute existiert, irgendwo anders weiter existieren kann, will ich für meine Person in dieser sterbenden Welt noch so viel Spaß und Freude mit herausnehmen, wie es geht, um eine möglichst schöne Zeit zu haben. »Herausnehmen« ist wohl eine denkbar schlechte

Wortwahl, sagen wir besser »erleben«. Die Probleme werden die Suche nach den Dingen sein, die maximale Freude bringen, und die Grenzen, die der Körper jeden Tag setzt.

Sicherlich, eine ziemlich deutliche Nach-mir-die-Sintflut-Attitüde. Nach jahrelangen vergeblichen Bemühungen, meine Altersgenossen davon zu überzeugen, dass wir ökologisch auf eine Katastrophe zusteuern, war ich extrem frustriert und resigniert. Wie aber war ich zu dieser Überzeugung gekommen?

Schon sehr früh hatte ich mich für meine Umwelt, für die Natur begeistert. Ich war sehr interessiert daran, möglichst viel über Flora und Fauna zu erfahren. Bei den christlichen Pfadfindern lernte ich außerdem, Respekt für die Natur zu empfinden und sorgsam mit ihr umzugehen. Mein Vater, der meine Faszination für das Thema bemerkte, abonnierte eine relativ neue Zeitschrift für mich, als ich etwa elf oder zwölf Jahre alt war: »Natur – das Umweltmagazin«. Diese Zeitschrift, die Anfang der Achtzigerjahre gegründet worden war, widmete sich sehr kritisch den Themen Artenschutz, Wirtschaftswachstum, Landschaftsverbrauch, Industrie und Ökologie. Jeder Artikel war sorgfältig recherchiert und klärte über Hintergründe und Zusammenhänge auf. Ich verschlang jeden einzelnen Beitrag. Diese Zeitschrift formte mit der Zeit entscheidend mein Weltbild und mein Bild vom Menschen. Ich lernte, dass der Mensch aus purer Profitsucht dabei war, seine eigenen Lebensgrundlagen zu zerstören, und in diesem irrwitzigen Prozess fast die gesamte Welt der Flora und Fauna gleich mitnahm. Die Artikel legten den Grundstein für meine fortschrittsfeindlichen und zivilisationskritischen Überzeugungen. Für einige Jahre hatte mich die »Natur« begleitet und eindeutig geprägt. Meine Versuche, in der Schule und im Freundeskreis Gleichgesinnte zu finden, liefen allerdings ins Leere. Umgeben von Desinteresse und Ignoranz stand ich mit meiner Meinung ziemlich alleine da.

Ich machte dann nur noch wenige Vorstöße. Im Alter von sechzehn Jahren fuhr ich auf ein Umweltfestival nach Magdeburg. Wochen zuvor hatten zwei ältere Mädchen aus Lüneburg an unserer Schule die Werbetrommel für diese Veranstaltung gerührt. Ich war der Einzige, der zu ihrer Infoveranstaltung kam, und dann auch der Einzige aus unserer Schule, der dort hinfuhr. Auf der einen Seite war ich überwältigt von der Vielfalt und der Freundlichkeit der Ökoszene, die sich in Magdeburg versammelt hatte. Auf der anderen Seite hatte ich große Schwierigkeiten, dort Anschluss zu finden. Ich fühlte mich als Außenseiter, was sicher an meiner schüchternen und zurückhaltenden Art lag. Irgendwie kam ich nicht richtig rein in diese Szene. Ohne wirklich Kontakte geknüpft zu haben, trat ich den Heimweg an.

Im Herbst desselben Jahres fuhr ich mit zwei Freunden nach Gorleben, um mich an einer Demonstration gegen den Castortransport zu beteiligen. Wir demonstrierten direkt vor dem sogenannten Zwischenlager. Als die Polizei uns von der Straße scheuchte, teilweise mit Schlagstöcken vom Pferd herunter, starteten wir eine Sitzblockade in dem Wäldchen, das dem Lager gegenüberlag. Wir saßen in mehreren Reihen hintereinander und hakten uns bei unseren Nebensitzern unter.

Im Chor riefen wir immer wieder: »Keine Gewalt!«

Die Einsatzkräfte der Polizei lösten uns Demonstrierende nacheinander aus der Kette. Auch ich kam irgendwann an die Reihe. Ohne Widerstand ließ ich mich abführen. Ich musste mich gegen einen Baum stellen, die Arme hoch. Ein Polizist tastete mich ab und nahm dann meine Personalien auf. Danach wurde ich zu einem Gefängnisbus geführt und in diese fensterlose Vier-Mann-Zelle gesperrt. Die anderen Plätze waren schon besetzt, wir saßen uns zwei und zwei gegenüber. Eine ganze Weile passierte gar nichts. Schließlich fuhr der Bus los und brachte uns ins zwanzig Kilometer entfernte Lüchow. Wir hatten einen Platzverweis erhalten, entfernt hatte uns die Polizei netterweise gleich selbst, da wir ja so störrisch gewesen waren.

Als wir den Bus verließen, wurden wir sofort von Aktivisten umringt, die einen Rücktransport nach Gorleben organisierten. Doch ich hatte genug gesehen. Ich hatte die Demonstranten als machtlos und den Protest als sinnlos erlebt. Gegen die Übermacht der Staatsmacht war Widerstand zwecklos, »die da oben« würden sowieso durchsetzen, was sie wollten. Frustriert und enttäuscht trampte ich nach Hause.

In den darauffolgenden Jahren verabschiedete ich mich schrittweise von der Idee, etwas bewegen zu können. Ich hätte auch weiterkämpfen können, natürlich, mich der Partei der Grünen oder Greenpeace anschließen können. Aber meine Energie war verpufft, ich glaubte nicht mehr an die Kraft der Veränderung, ich hatte überhaupt den Glauben an die Menschheit verloren. Mein Heil suchte ich nun nur noch in meiner eigenen kleinen Welt. Ich wollte so viel Spaß und Glück wie nur möglich erleben, wenn man mein »Hedonistisches Manifest« zu Ende denkt.

Auch meine Kindheitserfahrungen spielen hier mit rein. Meine Eltern haben beide Pädagogik studiert, mein Vater war viele Jahre Lehrer an einer Hauptschule. Ich war ihr erstes Kind. Bald nach mir folgte meine Schwester Alexandra, die mich gleichsam vom Thron stieß, sodass ich die »Prinzenrolle« praktisch nie richtig erleben konnte. Meine Mutter wurde mit Alexandra schwanger, als ich neun Monate alt war, was schnell Aufmerksamkeit von mir abzog. Als ich dreieinhalb Jahre alt war, kam noch meine jüngste Schwester Anna hinzu. Sobald wir Kinder aus dem Gröbsten heraus waren, nahmen meine Eltern zusätzlich ein Pflegekind auf. So musste ich früh lernen, zu teilen und meine Bedürfnisse – vor allem nach Aufmerksamkeit – zurückzuschrauben.

Spätestens in der Grundschule stellte sich meine Intelligenz heraus, meine schnelle Auffassungsgabe, mein Sprachtalent. Früh und häufig hörte ich den Satz: »Florian ist was ganz Besonderes, aus dem wird bestimmt mal was ganz Tolles.« Das prägte sich ein. Ich stellte immer höhere Ansprüche an mich selbst, was mit der Zeit zum

Hindernis wurde, da ich immer wieder Arbeiten aufschob, aus Angst, meinen eigenen Ansprüchen nicht zu genügen. Ja, sogar eine ausgeprägte Schwellenangst entwickelte sich bei mir, eine gewisse Furcht vor neuen Situationen. Meine jüngere Schwester Alexandra war es, die mich dann öfter an die Hand nahm und mich beschützte. In den Kindergarten ging ich zum Beispiel erst, als Alexandra ebenfalls so weit war. Und in die Schule wollte ich zunächst überhaupt nicht gehen, ich wehrte mich mit Händen und Füßen.

Vom Charakter eher schüchtern und zurückhaltend gewöhnte ich mir an, mich bei Streit und Missstimmung zurückzuziehen. Noch heute fällt es mir schwer, Dinge, die mich stören, offen anzusprechen. Als Kind konnte ich stundenlang schmollen, wenn ich beleidigt war, im Extremfall versteckte ich mich dafür auch schon mal unter meinem Bett, um ganz weit weg zu sein. Ich beobachtete viel lieber die Welt um mich herum, als im Mittelpunkt zu stehen. Und ich konnte sehr gut mit mir alleine sein, ich las dann wie ein Verrückter, verschlang Buch um Buch. Sicher hatte ich auch Freunde, sogar drei sehr gute, mit denen ich den Stadtpark und den nahen Wald unsicher machte. Ich war schon früh ein Kind der Extreme. Entweder ich kam nicht aus meinem Zimmer, weil ein Buch mich so fesselte. Oder ich spielte draußen mit meinen Freunden und fand kein Ende. Meine Eltern sagen noch heute, dass sie mich als Kind manchmal nicht aus meinem Zimmer locken konnten und an anderen Tagen Schwierigkeiten hatten, mich wieder »einzufangen«.

Mein Vater war in den späten Achtzigerjahren krankheitsbedingt als Lehrer in den Vorruhestand gegangen. Direkt im Anschluss machte er sich als Unternehmer selbstständig und gründete eine Vollkornbäckerei. Meine Mutter half im Verkauf aus. Ich war dreizehn Jahre alt und wechselte gerade auf das örtliche Gymnasium. Mitte der Neunziger kam noch ein Cafébetrieb hinzu. Meine Eltern haben es sicher immer gut gemeint, keine Frage. Ich gewöhnte mich aber daran, meine Probleme mit mir selbst auszumachen, denn meine Eltern waren von nun an durch ihre Unternehmungen, ihre Firma, extrem eingebunden. Auf gewisse Weise war mit der Gründung der Bäckerei die Familienzeit vorbei. Meine Kindheit war es auf jeden Fall.

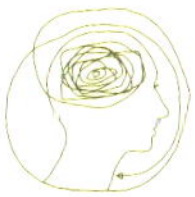

Volle Fahrt nach Goa

Es begann der lange Sommer. Im Juni wurden wir von der Schule entlassen, der Zivildienst sollte erst im September beginnen. Ich nahm so viele Partys mit, wie ich konnte. Der Spirit der in Deutschland noch jungen Goa-Bewegung begeisterte mich vollends. Die Menschen auf den Open Airs achteten aufeinander, reichten sich beim Tanzen gegenseitig die Wasserflaschen und hatten jederzeit und für jeden ein Lächeln parat. Außerdem war die Szene stark verbunden mit den Ideen und Symbolen der 68er-Bewegung. Man vertrat eine lebensbejahende Sichtweise und legte Wert auf Naturverbundenheit. Ich fühlte mich heimisch.

In meiner Heimatstadt bildete sich schnell eine Clique von zehn bis zwanzig Leuten, mit denen ich regelmäßig unterwegs war. Dazu gehörte David, mein alter Freund aus Kindertagen, der sich nun auch für die Goa-Partys begeisterte, und einige jüngere Jungs und Mädchen, die ich durch meine Schwester Alexandra kannte. Wir waren am Wochenende fast immer auf der A24 zwischen Hamburg und Berlin unterwegs, im bevölkerungsarmen Mecklenburg-Vorpommern wurden die meisten Open Airs veranstaltet.

Ende Juli besuchten wir die beiden größten Events in Norddeutschland, die VooV Experience und die Shiva Moon, beide mit jeweils fünftausend Gästen. Auf der VooV blieb ich noch gewissermaßen straight, indem ich nur kiffte. Eine Woche später auf der Shiva Moon sah es dann schon anders aus. Nachdem ich seit über einem Jahr an elektronischen Partys teilgenommen und immer nur gekifft hatte, wurde ich langsam neugierig. Die Grenzen dessen, was gut und richtig sei, verschwammen. Die Mädchen, mit denen ich auf die Party gefahren war, nahmen LSD, was mich zu diesem Zeitpunkt noch sehr abschreckte. Ich selbst probierte allerdings, zusammen mit David, zum ersten Mal Pilze aus, Psylocibin. Es war genauso wie LSD eine psychoaktive Droge, aber sie war natürlicher Herkunft und lange nicht so potent in der Wirkung. Ich fühlte mich mit dieser Droge auf der richtigen Seite, der harmlosen.

Von der Wirkung kann ich nicht mehr viel berichten, wahrscheinlich hatten wir sehr schwache Pilze erwischt. Jedenfalls ist mir von dieser Party nichts Außergewöhnliches im Gedächtnis geblieben. Ich weiß aber noch, dass mir am Sonntagmittag ein Mädchen mit einem bunten Ballon begegnete, das die ganze Zeit am Lachen war, dann zu Boden fiel und weiterlachte. Neugierig geworden erfuhr ich, dass sie mittels des Ballons Lachgas zu sich nahm. Ich durfte es auch ausprobieren, sie ließ mich von ihrem Ballon inhalieren. Der Flash war extrem kurz, aber heftig, ich musste sehr stark lachen und in meinem Kopf fühlte es sich für Momente an, als seien alle Gedanken wie weggeblasen. So erweiterte sich langsam, aber immer schneller, mein Erfahrungshorizont in Bezug auf den Drogenkonsum. Wo war die Grenze?

Zwei Wochen später fuhren wir nach Hannover auf die Zytanien, ein kleineres Open Air auf dem Areal einer Industrieruine. Im Verlaufe der Nacht bat mich Janet, ein Mädchen aus unserer Clique, ihr und zwei weiteren Freundinnen drei Ecstasy zu besorgen. Nachdem ich vergeblich einige Leute angesprochen hatte, wurde ich schließlich fündig. Für fünfzig Mark erhielt ich drei kleine weiße Pillen. Ich war schon sehr bekifft, seit Langem neugierig und in diesem Moment passierte es: Ich warf alle Bedenken über Bord und fragte Janet, ob ich eine halbe Pille haben könnte. Sie teilte mit mir und ich schluckte die halbe Pille, die bitter schmeckte, mit viel Wasser herunter. Dann machte ich mich auf die Suche nach David, den ich schließlich in meinem Auto antraf, zusammen mit seiner Freundin und Janets Freund.

Die drei hatten schon mehr Erfahrungen mit chemischen Drogen gemacht und wachten, nachdem ich ihnen von meiner halben Pille berichtet hatte, mit Argusaugen über meinen Zustand, fragten alle fünf Minuten, ob es mir auch noch gut ginge. Ich fand das nett, aber auch etwas übertrieben. Zwar wurde ich auf einmal sehr blass, verspürte aber ansonsten nichts Besonderes.

Nach einer Weile kehrten wir zusammen zur Tanzfläche zurück. Plötzlich überfiel mich heftige Müdigkeit und ich zog mich in den Chill-out, ein Areal mit vielen Teppichen, Sofas und atmosphärischer, entspannender Musik, zurück. Stunden später, gegen neun Uhr morgens, weckte mich ein Mädchen aus meiner Clique.

»Die anderen sind schon alle weg, ich will jetzt auch nach Hause.«

Die ganze Aktion war ein Reinfall gewesen, ich ließ mir in der Nacht Schlaftabletten andrehen! Aber ich hatte eine weitere Grenze überschritten und das nächste Wochenende folgte bald ...

Wir waren wieder auf der A24 unterwegs mit Ziel Wittenberge. Zwei Autos vollgepackt mit Goa-Begeisterten. Auf der Party angekommen, besorgte ich mir erst einmal die nächste Pille, diesmal von einem Niederländer, der mir vertrauenswürdig erschien. Ich nahm die Hälfte ein und wir warteten auf die Musik, die um dreiundzwanzig Uhr starten sollte. Nach etwa einer halben Stunde wirkte die Pille, diesmal hatte ich einen besseren Deal gemacht. Die Musik setzte zeitgleich ein und ich begann, zu tanzen. Was ich dann erlebte, war ein sehr harmonischer Flash, ich fühlte mich tatsächlich, als könnte ich die ganze Welt umarmen. Ich war aufgekratzt, aber gleichzeitig entspannt und unendlich glücklich. Im Laufe des Abends legte ich noch ein Viertel der Pille nach. Ich tanzte die ganze Nacht hindurch, bis die Sonne aufging. So etwas Schönes hatte ich noch nie erlebt. Es war klar, dass ich dieses Erlebnis wiederholen wollte.

Zur gleichen Zeit, als mein Zivildienst anfing, endete die Open-Air-Saison. Ich stand vor einer völlig neuen Aufgabe, ja, vor einer neuen Lebenswelt: Arbeit mit behinderten Kindern und Jugendlichen. Mit großer Neugier und Interesse öffnete ich mich dieser neuen Welt und ließ mich davon auch durch teilweise Erschreckendes und Abstoßendes nicht abhalten. Die Arbeit mit den körperlich und geistig behinderten Menschen machte mir großen Spaß. Natürlich erschütterten mich manche Einzelschicksale, aber ich bekam ständig jede Menge positive Energie, Lebensfreude und Zuneigung von diesen Menschen zurück. Ich fügte mich schnell in das Team ein. Gewissenhaft und konzentriert erledigte ich die mir zugeteilten Aufgaben.

Am Wochenende aber wechselte ich dann in diese andere Welt, die ich in den Monaten zuvor entdeckt hatte. Die Indoor-Saison hatte begonnen, die Partys fanden nun in den einschlägigen Klubs statt.

Meist fuhren wir zum Feiern, wie wir es nannten, nach Hamburg, manchmal ins Hamburger Umland, zum Beispiel nach Elmshorn oder nach Lüneburg, seltener einmal auch nach Hannover oder Bremen. Ich gewöhnte mir schnell an, auf jeder dieser Partys Ecstasy zu konsumieren. Meist nur eine Viertel- oder eine halbe Pille, im Einzelfall auch mal eine ganze Pille im Laufe einer Nacht; aber »unterwegs« war ich auf jeden Fall jedes Wochenende.

Der Flash blieb zunächst gleichbleibend und wunderschön. Ich konnte stundenlang tanzen, meist bis in die Mittagsstunden hinein, fühlte mich so gut gelaunt wie noch nie in meinem Leben, war ein kommunikativer Wirbelwind, statt wie früher zurückhaltend und schüchtern in der Ecke zu stehen, und genoss diese Partys in vollen Zügen. Um einen besonders freakigen Eindruck zu machen, kaufte ich mir neongelbe Moonboots, einen bunt gemusterten Wickelrock im indischen Stil und färbte meine schulterlangen Haare orange. Bald kannte ich mich gut aus in der Hamburger Goa-Szene, wusste, welche DJs am angesagtesten waren und bei wem ich welche Drogen kaufen konnte – ich hatte jede Menge neue Bekannte. Schnell setzte auch ein gewisser Mischkonsum ein, denn nachdem ich die Grenze zum Ecstasy überschritten hatte, lagen weitere Designerdrogen auf der Hand.

Das ein oder andere Mal kombinierte ich Ecstasy mit Speed oder ersetzte es dadurch ganz. Ein Amphetamin, ähnlich wie Ecstasy, nur ohne die herzöffnende, entaktogene Wirkung. Es macht einfach nur sehr, sehr fit, bewegungsfreudig und kommunikativ.

Legendär wurde für mich dann eine Party im Top Ten in Hamburg-Harburg. Gefeiert wurde um den dritten Oktober herum, der in diesem Jahr auf einen Donnerstag fiel. Da sich viele den darauffolgenden Freitag als Brückentag freinahmen, wurde einfach durchgefeiert: von Mittwoch bis Sonntag. Ich reiste am Mittwochabend alleine an, Marcel und Felix aus meiner Clique würden am Donnerstag nachkommen sowie weitere Freunde im Laufe des Wochenendes. Ich legte direkt mit einer großzügigen Dosis Pilze los und stürzte mich in die Nacht. Da ich alleine war, lernte ich schnell einige Leute kennen, andere kannte ich sowieso schon aus der Szene. Ich amüsierte mich prächtig und feierte wie üblich die ganze Nacht hindurch. Nachdem ich mittags etwas geruht hatte, eroberte ich die Umgebung des Klubs.

Das Top Ten lag direkt an einem größeren See mitten in Harburg, einem beliebten Ausflugsziel. Ich ging dort etwas spazieren, doch die Feiertagsausflügler, Familien mit Kindern, waren in ihrer schreienden Normalität zu viel für meinen angefressenen Bewusstseinszustand. Ich fühlte mich unter ihnen wie ein Alien, fiel sowieso auf, nicht zuletzt durch meine Bekleidung. Nur mit Mühe rettete ich mich auf den Parkplatz des Klubs und landete bei einer munteren Runde, die um ein geparktes Auto herumstand. Vorne im Auto saßen zwei Männer mit einer großen Gasflasche und füllten im Akkord Luftballons. Schnell erfasste ich, dass es sich hierbei nur um Lachgas handeln konnte, mit dem ich ja schon auf der Shiva Moon erste Erfahrungen gemacht hatte. Spontan gesellte ich mich zu der Gruppe. Ohne Umstände bekam ich drei Ballons hintereinander und schüttete mich jedes Mal aus vor Lachen. Der Flash war wirklich extrem kurz, aber es war, als würden einem alle Gedanken von einem kräftigen Gebläse aus dem Gehirn gepustet. Nach einer Nacht auf Pilzen nicht das Verkehrteste.

Beim letzten Ballon stolperte ich hilflos lachend weg von der Runde und fiel vor ein Auto, das auf der Suche nach einem Parkplatz war, gefüllt mit adrett gekleideten Sonntagsausflüglern. Nur am Rande registrierte ich deren fassungslose, verständnislose Blicke. Es war mir völlig gleichgültig, was sie von mir hielten. Ich rappelte mich wieder auf und ging zurück zur Party, um weiterzutanzen.

Am frühen Abend tauchten Marcel und Felix auf. Sie erwischten mich gerade dabei, wie ich mit Handtuch über den Schultern und Zahnbürste in der Hand auf dem Weg zu den Toiletten war.

»Na, du wohnst ja schon hier!«, begrüßte mich Felix lachend.

»Klar«, antwortete ich mit breitem Lächeln, »und ich weiß mittlerweile genau, bei wem man hier welche Drogen kaufen kann, also fragt mich nur!«

Der Rest dieser Party ging unter in einer schier endlosen Abfolge von Tanzen und Chillen. Dass ich mich so gut mit den Dealern vor Ort auskannte, sprach sich herum und immer wieder quatschten mich Wildfremde an: »Hey, du bist doch der Florian! Bei wem kann ich denn xy bekommen?!«

Einmal war mir ein wenig langweilig, ich hatte gerade weder Lust zu tanzen noch war ich müde. Ich stellte mich zu Susanne, die eine Schicht an der Garderobe arbeitete, und kam mit ihr ins Gespräch, wurde aber immer wieder durch Gäste unterbrochen, die Jacken abgeben oder holen wollten. Damit ich den Gesprächsfaden jeweils schneller wieder aufnehmen konnte, begann ich, ihr bei der Arbeit zu helfen. Daraus wurden etwa zwei Stunden, in denen ich teilweise alleine und mit viel Spaß mithalf.

Ein Kollege von Susanne sprach mich an: »Du hast so nett und unentgeltlich ausgeholfen. Ich habe dir da hinten zum Dank etwas vorbereitet.«

Er drückte mir einen gerollten Schein in die Hand und führte mich zu einem Tisch an der Rückwand der Garderobe. Fein säuberlich lagen dort zwei Lines aus weißem Pulver. Nein, es war kein Kokain. Es war Ecstasy in Pulverform, reines MDMA. Zu jener Zeit wurde es erst wenig auf diese Art konsumiert. Ich freute mich über die Geste und schnupfte das Pulver ohne Bedenken.

»Und nun feier schön«, verabschiedete mich der Unbekannte freundlich.

Kaum war ich auf der Tanzfläche angekommen, durchströmte mich das bekannte Glücksgefühl. Aber es war noch stärker als bisher. Ich liebte in diesem Moment wirklich jeden, ich war völlig im Einklang mit mir und der Welt, ja, ich spürte mit jeder Zelle, dass alles mit allem verbunden war, dass alles gut und richtig war. Ein schier unbeschreibliches Glücksgefühl. Strahlend begann ich, zu tanzen.

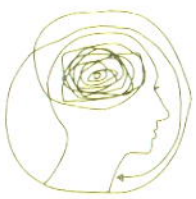

Die Partys werden heftiger

Der regelmäßige Drogenkonsum zeigte die ersten unerwünschten Nebenwirkungen. Jeden Montag fühlte ich mich körperlich extrem ausgelaugt, ich bekam die ersten Anzeichen von depressiven Verstimmungen, in der Regel kurz vor dem Wochenende. Allgemein bekam ich nicht mehr so viel auf die Reihe, litt unter Konzentrationsstörungen und wurde labiler. Streitgespräche und unerwartete Ereignisse warfen mich stärker aus der Bahn, als ich es gewohnt war. Auch mein alter Freundeskreis war alarmiert und mir wurde öfter ins Gewissen geredet, dass ich doch mal einen Gang runterschalten sollte und warum ich mich überhaupt so verändert hätte. Ich ignorierte diese Warnzeichen geflissentlich, spielte die Nebenwirkungen vor mir selbst herunter. Den Kontakt zu meinen alten Freunden brach ich weitgehend ab, da sie mich mit ihren Vorträgen nur nervten.

Heute ist mir einigermaßen bekannt, wie ich auf diese alten Freunde gewirkt haben muss. Durch viele Einzelgespräche, die ich später und über die Jahre bei Gelegenheit mit ihnen führen konnte, weiß ich, dass ich mich wirklich extrem verändert hatte. Ich war nicht mehr schüchtern und zurückhaltend, nicht mehr der beobachtende Typ. Stattdessen war ich außerordentlich extrovertiert, spielte mich mit meinen Geschichten und Aktionen gerne in den Mittelpunkt. Zudem redete ich immer öfter schlicht wirres Zeugs. Für Kritik war ich nicht erreichbar – im Gegenteil: Ich wies jegliche Bedenken von mir, verbat es mir sogar, überhaupt Kritik zu äußern. Natürlich verprellte ich damit die meisten jener Freunde für eine längere Zeit. Ich selbst war mir sicher, dass ich wusste, was ich tat. Ich experimentierte bewusst mit Drogen, um deren Wirkungen auf mich auszuloten. Das Einzige, was mich wirklich störte, war die Tatsache, dass die Droge Ecstasy, die ich vorwiegend konsumierte, noch kaum erforscht war, ich mir also nicht wirklich über das Risiko, das ich einging, im Klaren sein konnte. So kam es, dass ich mich weiter im Feld der Partydrogen umschaute und nach Alternativen suchte.

Eine Alternative zu Ecstasy lag auf der Hand, vor allem in der Szene, in der ich mich bewegte: LSD. Durch mehrmaligen Konsum von Pilzen war ich gewissermaßen vorbereitet auf eine Droge, die rein psychedelisch wirkt, also die Art, wie wir wahrnehmen, völlig durcheinanderwirbelt. In der Goa-Szene der Mittneunziger war LSD neben Ecstasy ohnehin die beliebteste Droge. Was lag für mich näher, als auch diese Droge auszuprobieren? Wo man doch davon ausgehen konnte, nicht süchtig zu werden, und man nur in seltenen Fällen ernsthafte psychische Schäden beobachtet hatte. Jedenfalls war das mein Informationsstand. Ich bildete mir ein, mir durch eine Pause vom Ecstasy etwas Gutes zu tun, indem ich auf LSD umstieg. Meinen ersten Trip besorgte ich mir auf einer kleinen privaten Party in meiner Heimatstadt. Ein paar deutlich ältere Bekannte von mir feierten in einem zur Partylocation umgebauten Schuppen auf zwei Stockwerken. Es war eine sehr kleine

Goa-Party für Eingeweihte, mit höchstens zwanzig Leuten. Alle dort waren schon ziemlich breit, obwohl der Abend erst begonnen hatte. Ich ging nur hinein, um den Kauf einer einzelnen Pappe abzuwickeln. Die dafür nötigen zwanzig Mark hatte ich nicht dabei, konnte die Pappe aber auf Pump bei einem Bekannten kaufen.

»Aber nachher kommst du noch vorbei und bringst mir das Geld!«, raunte er mir sehr eindringlich zu.

Wir ließen uns von einem Freund ins Welcome kutschieren und teilten unterwegs die Pappe durch vier Personen. Vom Rest des Abends weiß ich nicht mehr so viele Einzelheiten. Auf jeden Fall war es eine sehr schlechte Idee, auf Trip in eine ganz normale Dorfdiskothek zu gehen. Schon auf der Hinfahrt wirkten der dunkle Wald und die entgegenkommenden Lichter auf der Landstraße immer bedrohlicher. Ich war froh, dass ich ausnahmsweise mal nicht der Fahrer war. Auf die Stimmung in der Diskothek kam ich dann überhaupt nicht mehr klar. Alles wirkte wie aus Plastik, sowohl die Dekoration als auch die Menschen. Mir gelang kein normales Gespräch mehr, denn das, was die anderen für normal hielten, kam mir in dem Moment völlig absurd vor.

Relativ schnell kamen wir von dem Plan ab, uns noch lange dort aufzuhalten. Wir wollten lieber zurück auf die kleine Privatparty. Auf dem Weg dorthin lag ich meinen Freunden in den Ohren, dass wir uns beeilen müssten, weil jener Bekannte doch noch unbedingt sein Geld von mir bekommen wollte. In mir entstand die fixe Idee, dass er schon ungeduldig warten würde und bereits Pläne hegte, es mir heimzuzahlen, falls ich nicht mehr auftauchen sollte. Ich war in höchste Furcht und Erregung versetzt. Meine Freunde versuchten vergeblich, beruhigend auf mich einzureden. Erst die schließliche Übergabe des Geldes konnte mich von meiner Unruhe befreien. Den Rest der Nacht verbrachte ich auf jener kleinen Party, umgeben von superbreiten Leuten, die sicher auch alle LSD genommen hatten, mit weit aufgerissenen Augen die Schwarzlichtdekoration anstarrten und ab und zu tanzten. Erst jetzt erschloss sich mir die Beliebtheit dieser psychedelischen Motive auf den Goa-Partys: Sie schienen im Schwarzlicht überirdisch zu leuchten und man konnte sich in ihrer Betrachtung völlig verlieren – vorausgesetzt man war auf LSD.

Am folgenden Wochenende stand eine Party in Elmshorn im Norden von Hamburg auf unserem Plan. Der Klub hieß TraumRaum und war zu jener Zeit eine kleine Institution, zumindest war der Laden für sein exzessiv feierndes Publikum bekannt – die Partys liefen oft bis in den Montag hinein. Meine liebe Freundin Janet aus Hannover, die ich zuletzt im Sommer auf der Zytanien gesehen hatte, war auch endlich mal wieder dabei. Nachdem ich eine kleinere Dosis LSD zu mir genommen hatte, fand ich mich schnell auf der Tanzfläche ein und feierte ausgelassen, alberte mit Bekannten aus Lüneburg und aus Hamburg herum, die ich dort wiedertraf, und verlor mich im monotonen, mitreißenden Rhythmus. Stunden später fiel mir auf, dass ich mich noch gar nicht richtig mit Janet unterhalten hatte, gesehen hatte ich sie auch schon länger nicht mehr. Ich machte mich auf die Suche nach ihr, erst auf der Tanzfläche, dann an den Theken und im Chillout – aber ich konnte sie nirgends finden.

Enttäuscht und traurig steuerte ich eine einladende Zone auf der Party an. Ein paar gemütliche Matratzen lagen dort, auf niedrigen Tischen war frisches Obst arrangiert, daneben standen Wasserflaschen. Nur wenige Menschen hielten sich hier auf. Ich setzte mich neben eine junge Frau, die mich freundlich anlächelte.

»Geht es dir gut?«

Sofort klagte ich ihr mein Leid: dass ich mich sehr auf eine Freundin gefreut hatte, die heute mit in den Klub gekommen sei, diese aber kaum gesehen und gesprochen hätte. »Und nun ist sie wohl schon wieder fort. Ich habe so lange getanzt und sie dabei aus den Augen verloren.«

»Ja, beim Tanzen haben wir dich schon beobachtet«, sagte sie mitfühlend.

Diese Bemerkung hätte mich stutzig machen sollen, aber mir fiel das in meiner Verfassung gar nicht auf. Ich klagte ihr weiter mein Leid und meine Enttäuschung.

Nach einer ganzen Weile fragte sie mich, ob ich irgendwelche Drogen genommen hätte. Ich hatte ihr mittlerweile sicher eine halbe Stunde in den Ohren gelegen. Ohne Bedenken berichtete ich ihr von der Pappe und dass wir zwischendurch gekifft hätten.

»Kommst du denn gut zurecht auf deinem Trip?«

»Gerade bin ich ... ziemlich überfordert. Die laute Musik, die vielen Menschen, ja, die ganzen Lichter und Farben.«

Vorsichtig fragte sie: »Du weißt aber schon, was wir hier machen, oder?«

Ich war völlig ahnungslos. Wir? Machen?

»Na ja«, erklärte sie mir, »wir sind hier von einem gemeinnützigen Verein, wir machen Drogenberatung und helfen Einzelnen, wenn sie einen schlechten Trip haben!«

Diese Information schlug bei mir ein wie ein Blitz. Ich musste schlucken.

»Es ist alles gut«, beeilte sich die nette Frau zu sagen. »Du brauchst dir keine Sorgen zu machen!«

Aber bei mir war überhaupt nichts mehr gut. Ich war in der Drogenberatung gelandet, in der Psychoambulanz, und war so dicht, dass ich es nicht einmal gemerkt hatte! Dieser Gedanke attackierte mich und begann, sich spiralförmig auszubreiten und sich immer wieder zu wiederholen. »Ich komme nicht mehr klar, ich komme nicht mehr klar!« – Das war alles, was ich noch denken konnte.

Überstürzt verabschiedete ich mich von der Frau, die mir so aufmerksam und nett zugehört hatte, und machte mich auf die Suche nach meinen restlichen Freunden. Ich fand Felix und Marcel im Chillout und berichtete ihnen, was mir gerade passiert war. Sie konnten sich vor Lachen kaum halten – ich fand es weniger witzig. Schnell boten sie mir eine Bong zur Beruhigung an. Ich rauchte das Köpfchen, lehnte mich zurück und versuchte, mich wenigstens ein bisschen zu entspannen. Nach einigen weiteren Köpfen konnte ich das gerade Erlebte langsam loslassen. Ich vertiefte mich in die Betrachtung der Schwarzlichtdekoration, die hier im Chill-out des TraumRaums besonders prächtig war. Etwa eine Stunde später meldete ich mich aus meiner meditativen Versenkung.

»Sag mal, Felix, sind wir eigentlich grade im TraumRaum in Elmshorn oder im Top Ten in Harburg?«

Felix sah mich an, als ob ich nicht ganz dicht wäre.

»Ähm, Florian, du bist vorhin selbst gefahren?! Was fragst du mich denn da für Sachen?!«

Ich versuchte, die Sache herunterzuspielen, tat, als hätte ich einen Scherz gemacht. Mein Problem war nur, dass ich in diesem Moment tatsächlich so orientierungslos war. Ich musste wieder an das Gespräch mit der unbekannten Frau denken, das mich am Ende so irritiert hatte. Allmählich machte ich mir ernsthaft Sorgen über meine geistige Verfassung, und das mitten auf einem Trip.

Zu dieser Zeit wurden meine Eltern langsam misstrauisch. Ich wohnte ja noch zu Hause und sie bekamen deutlich mit, dass sich mein Freundeskreis änderte und dass ich jedes Wochenende auf ominöse Partys fuhr. Ihnen war wohl schon eine Weile klar, dass ich kiffte, was sie aber nie angesprochen hatten und wohl nicht der Rede wert fanden. Mittlerweile regten sich bei ihnen aber Zweifel, ob bei mir noch alles mit rechten Dingen zuging. Sie konnten sich allerdings nicht wirklich einen Reim darauf machen, warum ich mich so verändert hatte. Eines Tages fand meine Mutter einen Briefentwurf bei mir, als sie in meinem Zimmer staubsaugte. Darin beschrieb ich meiner guten Freundin Elena, die ein Jahr zum Austausch in den USA weilte, haarfein, welche Drogen ich gerade mit wem auf welchen Partys ausprobiert hatte. Natürlich hätte meine Mutter normalerweise nicht in diesen Brief, der offen auf meinem Schreibtisch lag, geschaut. Aber sie war nun einmal sehr in Sorge.

Meine Eltern sprachen mich ziemlich direkt auf meinen Drogenkonsum an. Sie fragten mich, ob es denn wahr sei, dass ich mich auf bestimmte Drogen eingelassen hätte. Ich bestätigte dies, relativierte es aber sofort, indem ich behauptete, mittlerweile keine Drogen mehr zu nehmen, da mir bewusst geworden sei, dass es mir nicht guttue. Meine Eltern schluckten diese Behauptung und wollten es wohl glauben.

»Wir vertrauen dir, Florian.«

Mit diesen Worten entließen sie mich aus dem Gespräch. Als selbstständige Unternehmer waren sie vielleicht auch nicht mit voller Aufmerksamkeit dabei und froh, dass sie sich erst einmal nicht weiter kümmern mussten.

An den darauffolgenden Wochenenden fuhr ich mit meiner Taktik, Ecstasy durch LSD zu ersetzen, fort. Seltsamerweise obwohl ich genau merkte, dass mir diese Droge nicht gut bekam, ich regelmäßig desorientiert und gelinde gesagt überfordert war mit den Eindrücken und Gedanken, die auf Trip auf mich einströmten. Wenigstens dosierte ich weiter niedrig, das heißt, ich nahm immer nur eine Viertel-Pappe auf einer Party ein. Aber mein Gehirn reagierte auch bei dieser relativ niedrigen Dosierung sehr empfindlich und bescherte mir regelmäßig sehr unangenehme Halluzinationen. Was heißt schon empfindlich? Immerhin ging es um eine hochpotente psychoaktive Droge. Warum ich sie weiter einnahm, trotz anhaltend schlechter Erfahrung damit, ist mir im Nachhinein selbst unverständlich.

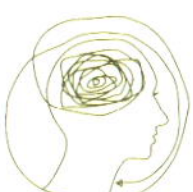

Der Horrortrip

Anfang Dezember fand in Hamburg eine gigantische Party im sogenannten Gaswerk statt. Das Gaswerk einen Klub zu nennen, wäre leicht untertrieben. Es handelte sich um ein riesiges ehemaliges Fabrikgebäude, um zwei direkt nebeneinanderliegende Hallen und eine sehr hoch gelegene Galerie. In einer Halle wurde getanzt, die Galerie und die zweite Halle wurden als Chill-out-Area genutzt. Ich bin nicht gut im Schätzen von Menschenmengen, aber wenn ich die Größe der Tanzfläche mit anderen, kleineren Klubs vergleiche, von denen ich weiß, wie viele Menschen dort hineinpassen, dann waren damals im Gaswerk sicher um die fünftausend Menschen versammelt. Für eine Goa-Party und noch dazu eine Indoorveranstaltung eine unerhört große Menschenmenge. Es war das »Golden Age of Goa«, zumindest in Hamburg gab es davor und danach keine Veranstaltungen in dieser Größenordnung.

Für mich war es das fünfte oder sechste Wochenende in Folge, an dem ich LSD nehmen würde. Ich kam auf dieser Party erst sehr spät dazu. Gegen vier Uhr morgens fragte mich David, ob ich noch Geld hätte. Er wollte eine Pappe für uns beide besorgen.

»Aber bitte nicht so eine heftige«, rief ich ihm noch hinterher.

Zurück kam er mit einer Miraculix-Pappe. Na super, so ungefähr das Stärkste, was er hätte auftreiben können. Üblicherweise waren die Trips damals mit einer Dosis von zweihundert bis zweihundertfünfzig Mikrogramm versehen, der Miraculix-Trip lag bei tausend Mikrogramm. Aber nun war der Trip schon einmal da, es würde schon schiefgehen. Wir nahmen beide ein Viertel von der Pappe und David verstaute den Rest.

Nach etwa einer Viertelstunde meinte er: »Komm, lass uns noch eine Viertel-Pappe nehmen, die wirkt ja gar nicht.«

Eigentlich hätten wir länger auf die Wirkung warten müssen, aber unser beider Zeitgefühl war an diesem Abend vom vielen Kiffen vernebelt und so nahmen wir auch den Rest ein. Die Wirkung kam dann mit Macht. Ich wurde vom Bass auf die Tanzfläche gezogen und tanzte wie verrückt. Mit allen Sinnen nahm ich die Musik wahr, ich konnte den Bass, der durch meinen Bauch wummerte, förmlich sehen. Die Muster der Schwarzlichtdekorationen lösten sich von den Wänden und schwebten um mich herum. Die anderen Tänzer wurden zu Schemen.

Alles schien nur noch dem Tanzbefehl zu gehorchen. Wir führten ein altes mystisches Ritual aus, zur Gesundung der Gesellschaft, zur Rettung der Erde. Tanzen! Tanzen! Tanzen! Meine Füße stampften zum Takt zweimal links, zweimal rechts, die Arme vollführten wilde Choreografien und so wirbelte ich über die Tanzfläche.

Nach Stunden fand ich mich auf der Toilette wieder. Ein Blick in den Spiegel über den Waschbecken lehrte mich das Furchten. Ich starrte mein Spiegelbild sekundenlang an, erkannte mich kaum wieder, kam mir am ehesten wie ein verrückter Professor aus einem Science-Fiction-Film vor. Meine langen Haare standen in alle Richtungen ab, das Gesicht wirkte fahl und eingefallen, aber am schlimmsten waren meine Augen: Mein Blick aus aufgerissenen Augen fiel in mich selbst hinein, spiegelte sich bis zur Unendlichkeit und spuckte mich entsetzt wieder aus. Ich stolperte zurück auf die Tanzfläche und ließ mich wieder vom Bass gefangen nehmen. Bloß diesen Anblick schnell vergessen! Noch heute erschauere ich innerlich bei dem Gedanken an diesen Moment.

Es wurde langsam Mittag. Die Party neigte sich dem Ende zu. Ich fand David wieder sowie Marcel und Felix, mit denen ich hergefahren war. Zu diesem Zeitpunkt war ich der Einzige mit Führerschein, aber das war unerheblich, denn wir waren allesamt noch superdicht. Ich spürte das vor allem daran, dass sich mein Oberkörper wie eine Heizung anfühlte, ein sehr unangenehmes Körpergefühl. Da ich das LSD dieses Mal so spät zu mir genommen hatte, war ich noch weit von einer Fahrtüchtigkeit entfernt. Da standen wir nun zu viert auf der Galerie und waren völlig ratlos. Wie sollten wir jetzt nach Hause kommen? Wir beratschlagten intensiv, drehten uns dabei aber nur im Kreis. Nach einer Weile trat Jens zu uns, der sehr verschlafen aussah, und wir erklärten ihm unser Problem. Jens, einem guten Freund aus unserer Heimatstadt mit Führerschein, der nie härtere Drogen zu sich nahm. Es dauerte eine ganze Weile, bis uns dämmerte, dass die Lösung unseres Problems vor uns stand. Wir waren einfach zu breit.

Da kam noch ein Kumpel von Jens angestolpert. Beide hatten seit Stunden im Chill-out auf der Galerie geschlafen. Sie wirkten noch etwas verpennt, aber im Gegensatz zu uns vieren waren sie völlig klar. Das Problem bestand jetzt nur noch darin, uns zu sechst in meinen kleinen Peugeot zu quetschen. Jens und sein Kumpel enterten sofort die vorderen beiden Plätze. Wir vier standen noch vor dem Auto und hielten Volksreden. David und ich waren plötzlich völlig fasziniert, weil wir der Meinung waren, wir hätten das Geheimnis von LSD entdeckt. Das Geheimnis seiner Wirkung sei nämlich, dass man das Geheimnis zwar im Rausch erkennt, aber dies, sobald man es aussprechen will, sofort wieder vergisst. Wir waren begeistert und beglückwünschten uns zu unserer Entdeckung. Kurz danach verfielen wir in einen Lachflash und lagen hilflos lachend neben meinem Auto. Es war helllichter Tag und wir waren immer noch heillos dicht. Jens, der am Steuer saß, wurden unsere Spielchen zu viel.

»Entweder ihr steigt jetzt ein oder ich fahr ohne euch los!«

Nachdem er uns mehrmals so angesprochen hatte, rafften wir uns zusammen und enterten ebenfalls das Auto. Ich war mit Abstand der Langsamste und konnte mich nur noch quer über die anderen auf die Rückbank legen. Ich lag in einer sehr unbequemen Position, aber ich war so breit, dass es mir zunächst nicht auffiel.

Jens fuhr los und meine Gedanken schweiften ab. Im Kopf hörte ich immer noch den Bass wummern. Die Außenwelt, soweit ich sie aus meiner liegenden Position erkennen konnte, wirkte im Vergleich zu dem bunten Farbenrausch der vergangenen Nacht konturlos, fahl und blass. Nach einer Weile bemerkte ich, dass ich meine Beine nicht mehr spürte. Es musste wohl an der unbequemen Position liegen. Ich versuchte, mich bei den anderen bemerkbar zu machen, doch ich konnte nicht mehr sprechen. Die erste Welle von Panik durchflutete mich. Aber was wurde da eigentlich durchflutet?

Ich versuchte, in meinen Körper hineinzuspüren. Nicht nur der Kontakt zu meinen Beinen war weg, ich spürte mittlerweile meinen gesamten Körper nicht mehr. Ich konnte mich nicht bewegen, ich konnte nicht mehr sprechen – ich war gefangen in meinem Kopf, allein mit meinen Gedanken, die anfingen, sich panisch im Kreis zu drehen. Nur noch über meine Augen schien ich Kontrolle zu haben. Verzweifelt versuchte ich, den Blick von Felix, der rechts außen saß, einzufangen und mich so bemerkbar zu machen. Als Felix mich anschaute, durchfuhr mich wieder ein Schock, ähnlich wie Stunden zuvor beim Blick in den Spiegel. Felix schaute mich ziemlich entsetzt an. In diesem Moment konnte ich seine Gedanken lesen: »Oh Gott, Florian schmiert ab! Er verliert die Kontrolle über seinen Körper und über seine Psyche! Wir verlieren ihn! Wir verlieren ihn!«

Egal, ob Projektion oder nicht, für mich war es in diesem Moment Realität. Panik überspülte mich in Wellen. Ich konnte nichts tun, um meine Situation zu ändern, ich konnte nur diese Fahrt abwarten und hoffen, dass ich am Ziel würde aussteigen können und sich alles wieder normalisieren würde. Die Fahrt, die etwa eine knappe Stunde dauerte, zog sich für mich endlos hin.

Jens fuhr nicht zu mir, sondern direkt zu sich nach Hause. Dies war nicht ungewöhnlich. Jens war einer der wenigen von uns, die schon ihre eigene Wohnung hatten, und wir hielten uns am Sonntag nach den Partys meist noch bis in die Abendstunden bei ihm auf, um ungestört runterzukommen. Auch unter der Woche war Jens' Hütte ein beliebter Anlaufpunkt, um in Ruhe etwas Bong zu rauchen. Es war tatsächlich eine Art Hütte, eine Datscha mit einem großen, verwilderten Garten. Wir nannten diesen Treffpunkt liebevoll »Haus der Hoffnung«. Jens' Hütte lag etwas abseits, sodass wir uns dort relativ ungestört unseren Aktivitäten widmen konnten.

Wir waren am Ziel. In den letzten Minuten hatte sich mein Zustand zu meiner riesigen Erleichterung wieder normalisiert. Zumindest konnte ich ohne weitere Probleme aussteigen. Von meinen Erfahrungen der letzten Stunde berichtete ich den anderen nichts. Zu gruselig war es gewesen, mir fehlten einfach die Worte. Außerdem wollte ich nicht, dass meine Freunde den Eindruck bekämen, dass ich psychisch total abrutschte. Doch mein Trip war noch nicht ganz zu Ende. Wir versammelten uns vor Jens' Fernseher, um Ren and Stimpy zu gucken, eine Comicserie, die so durchgeknallt war, dass wir alle überzeugt waren, die Macher wären ebenfalls auf Droge. Wir lachten uns scheckig, rauchten Bong und versuchten, uns mit unseren Eskapaden der letzten Nacht gegenseitig zu überbieten.

Normalität schien für mich einzukehren. Nachdem die Serie zu Ende war, gingen die anderen in die Küche, um sich etwas zu essen zu machen. Ich verspürte keinen Hunger und blieb deshalb vor dem toten Fernseher sitzen. Stille kehrte im Raum ein, nicht aber in meinem Kopf. Die Gedanken rasten. Die Anzeige auf dem Videorecorder weckte plötzlich mein Interesse. Sie zeigte 13:07 Uhr. Ich beobachtete diese Anzeige eine Weile. Nichts veränderte sich. Langsam kam es mir komisch vor. Sie hätte doch längst weiterspringen müssen auf 13:08 Uhr. Aber nichts passierte. Nach einer weiteren längeren Weile kam ich zu der Überzeugung, dass die Zeit stehen geblieben sein musste. Ich schaute hoch. In der Tür zwischen Wohnzimmer und Küche war eine Glasscheibe eingelassen. Ich sah die Köpfe meiner Freunde. Sie umgab ein überirdisches satt lilafarbenes Licht. Von dieser Entdeckung völlig angetan, konnte ich das andere für den Moment vergessen.

Meine Freunde kamen mit beladenen Tellern zurück. Mit sich brachten sie dieses angenehme lila Licht. Es umgab uns nun alle. Ich erkannte, dass es die Visualisierung unserer Freundschaftsbande war, praktisch die Aura unserer Freundschaft. Ein Blick auf die Videorekorderuhr ließ mich aufatmen: Es war mittlerweile 13:09 Uhr. Die Ziffern waren nur deshalb so lange gleich geblieben, weil mein Gehirn viel schneller arbeitete als sonst oder zumindest die allgemeinen Eindrücke anders und schneller verarbeitete.

Abschied von den Partydrogen

Die Erfahrung der Entkörperlichung auf der Heimfahrt war so nachhaltig, dass ich in Zukunft die Finger vom LSD lassen wollte. Überhaupt spürte ich stärker die Nachteile meines exzessiven Lebensstils. Besonders auf der Arbeit, bei meiner Zivildienststelle, fiel ich immer häufiger durch Unkonzentriertheit und Fahrigkeit negativ auf. Ich entschied mich zu einer längerfristigen Pause von allen Drogen. Nur in den Weihnachtsferien wollte ich noch einmal richtig Gas geben und dann mindestens ein halbes Jahr Pause machen, zumindest bis die Open-Air-Saison wieder losgehen würde. Soweit der Plan. Es war dann auch kein größeres Problem für mich, an den folgenden zwei Wochenenden ohne Drogen zu feiern. Natürlich war es anders, keine Frage. Aber ich hatte es mir nun einmal so vorgenommen und ich war konsequent, wenn ich einmal etwas beschlossen hatte.

Heiligabend fuhr ich mit meiner Clique wieder nach Hamburg. Die Party sollte in einer alten Fabrikhalle in der Nähe des Hafens stattfinden und eine Nacht dauern. Relativ früh am nächsten Morgen verließen wir die Party wieder, da für uns alle zu Hause noch das Familienfest anstand. Nach nur wenigen Stunden Schlaf stand ich am späten Vormittag auf. Ich war im Grunde immer noch ziemlich breit von der Ecstasypille, die ich mir auf der Party gegönnt hatte. Mir kam in den Sinn, dass heute ja mein Geburtstag war. Ich freute mich und sprang unter die Dusche.

Als ich die Treppe herunterkam, empfing mich gleich mein Opa freudestrahlend: »Herzlichen Glückwunsch zu deinem Geburtstag, mein Junge.«

Sofort brabbelte ich los: »Ach ja, stimmt, heute ist ja mein Geburtstag. Eben unter der Dusche, da habe ich noch dran gedacht, aber dann hab' ich es vergessen!«

O je, das konnte ja heiter werden heute! Meine Familie wunderte sich über meine Redseligkeit an diesem Tag, aber ansonsten lief alles glatt.

Am Silvesterabend fuhren wir nach Hamburg, es ging mal wieder ins Top Ten. Ich war mit gemischten Gefühlen unterwegs. Einerseits freute ich mich über meinen Entschluss, nach dieser Party eine Pause einzulegen, weil ich ahnte, dass ich es gesundheitlich gut gebrauchen konnte. Andererseits war ich natürlich unsicher, ob ich meinen Plan durchziehen würde, und ich fragte mich, wie es mir mit dem Verzicht gehen würde. Leider habe ich nur noch wenige Erinnerungen an diese Party, auf der ich tatsächlich das letzte Mal bewusst synthetische Drogen zu mir nahm. Die Leute waren wie üblich sehr, sehr breit, noch morgens um vier Uhr wurde ich gefragt, ob wir schon Neujahr hätten. Als es dämmerte, was man im Klub nur merkte, weil die Fensterscheiben nicht hundertprozentig abgeklebt waren, fand ich mich selbst in einer recht fertigen Situation wieder. Ich hatte von einer Freundin eine Pille geschenkt bekommen und hatte diese zu Krümeln zerkleinert. Gemeinsam mit einem Bekannten stand ich an einem Cocktailtisch und wir versuchten, diese Krümel mit einem gerollten Schein zu schniefen. Ein Rollstuhlfahrer, der ziemlich nüchtern wirkte, sah uns missbilligend zu, wie wir, fertig, wie wir waren, nicht mehr die Kraft hatten, diese Krümel mit der Nase einzusaugen. Wir schoben die Krümel stattdessen nur hin und her. Schließlich gaben wir es auf und schluckten die Überreste der Pille dann eben doch oral.

Im Nachhinein war dies ein Sinnbild für mich: Ich versuchte mit letzter Kraft auch noch das Äußerste aus meiner vorerst letzten Party herauszuholen.

Auf Amsterdams Straßen

Im Januar lief dann erst einmal alles glatt mit meinem Plan. Ich verzichtete sogar auf das tägliche Kiffen, was mir keine größeren Probleme bereitete. Um gar nicht erst in Versuchung zu kommen, fuhr ich auch nicht auf irgendwelche Partys. Am Ende dieses Monats ging es mir blendend, ja, es ging mir so gut, wie lange nicht mehr. Ich fühlte mich (psychisch) sauber, ausgeglichen und hatte insgesamt ein angenehmes Körpergefühl. Ich fühlte mich praktisch unverwundbar.

Etwa zu dieser Zeit lernte ich Angela kennen. Sie war ein paar Jahre jünger als ich und war mit ihrer Mutter gerade in meine Heimatstadt zu ihrem Stiefvater gezogen. Eine gemeinsame Freundin machte mich auf sie aufmerksam. Sie erzählte mir, dass Angela noch niemanden in der Stadt und bei sich in der Klasse kenne und sehr einsam sei. Zudem fühle sie sich bei ihrem Stiefvater überhaupt nicht wohl. Ihre Eltern hatten sich vor noch nicht langer Zeit getrennt, worunter Angela sehr litt.

»Kannst du dich nicht mal bei ihr melden und dich etwas um sie kümmern?«

Die gemeinsame Freundin gab mir Angelas Adresse und Telefonnummer. Diesen Freundschaftsdienst übernahm ich gerne. Angela reagierte auf meinen ersten Anruf zunächst sehr zurückhaltend, aber sie erklärte sich zu einem Treffen bereit. Ich besuchte sie zu Hause und lud sie auf einen Spaziergang ein. Angela war ein bemerkenswert hübsches Mädchen. Sie war klein und zierlich. Ihre Haare waren schwarz wie die Nacht, sie trug sie an den Seiten rasiert und das obere Haar zu einem Zopf gebunden. Ihre braunen Augen waren groß und rund, in ihrem Blick konnte man sich verlieren. Unter einer süßen Stupsnase verzog sich ihr wohlgeformter Schmollmund regelmäßig zu einem sarkastischen Lächeln. Schnell bemerkte ich, dass dieses Mädchen eine große Traurigkeit umgab. Sie verbarg sich hinter einer dicken Maske aus Make-up und rauchte eine Zigarette nach der anderen, während wir durch ihre Wohngegend schlenderten. Angela sah vieles sehr negativ: ihre Wohnsituation bei dem ungeliebten Stiefvater, die neue Klasse am Gymnasium, die plötzliche Distanz zu ihrem alten Freundeskreis, eigentlich ihr gesamtes Leben. Sie war ein harter Brocken, das war mir bald klar.

Ich versuchte nicht, sie auf oberflächliche Art aufzumuntern, sondern hörte mir ihre Geschichten in Ruhe an. Wir trafen uns ein weiteres Mal und gingen zusammen in meine alte Schülerkneipe. Beim dritten Treffen machten wir einen längeren Spaziergang um einen See in der Nähe der Stadt. Ich erfuhr immer mehr über Angela. Sie hatte schon, so jung, wie sie noch war, zwei Suizidversuche mit Alkohol und Tabletten hinter sich. War deswegen sogar schon in stationärer Behandlung und in Therapie gewesen. Sie war einfach so unglücklich über die Trennung ihrer Eltern und über das Leben im Allgemeinen. Im Gegenzug erzählte ich von mir, von den Goa-Partys und meinen jüngsten Drogenerfahrungen. Und ich versuchte ganz behutsam, sie auf die schönen Seiten des Lebens aufmerksam zu machen, ihr Mut zu machen, dieses Leben anzunehmen.

Beim nächsten Treffen nahm ich Angela mit zu Jens' Hütte, um ihr meinen Freundeskreis vorzustellen. Sie wurde von meinen Freunden sehr freundlich aufgenommen, Angela selbst blieb aber recht reserviert. Ich bot ihr bewusst kein Haschisch oder andere Drogen an. Sie war ja noch so jung und es war zudem nicht meine Art, andere Menschen zum Drogenkonsum zu animieren. Angela sagte mir später, dass sie meine Freunde ganz in Ordnung fände, aber lieber Zeit mit mir alleine verbringen würde. Ich hatte dagegen nichts einzuwenden. Wir sahen uns immer öfter und Angela wurde mir schon nach kurzer Zeit sehr wichtig. Natürlich konnte ich sie nicht von einem Tag auf den anderen umkrempeln. Sie war weiterhin ein sehr trauriger und nachdenklicher Mensch. Aber ich spürte, dass ich ihr guttat, und in meiner Gesellschaft taute sie langsam auf.

In der zweiten Februarwoche schrieb der Jahrgang unter mir sein schriftliches Abitur. Ein guter Freund von mir, den ich vor allem aus der Zeit kannte, in der ich nur gekifft hatte, war unter diesen Schülern. Bevor ich anfing auf Goa-Partys zu gehen, hatte er oft zusammen mit Benjamin und mir Zeit verbracht. Knapp zwei Jahre zuvor waren wir außerdem einen Monat lang zusammen auf Interrailtour gewesen. Johannes und ich kannten uns also sehr gut. Als die Prüfungen überstanden waren, wollte Johannes das angemessen feiern.

»Lass uns ein Wochenende nach Amsterdam fahren und einen draufmachen!«

Bereitwillig stellte ich mein Auto und meine Zeit zur Verfügung – eine Fahrt nach Amsterdam, da war ich immer dabei! Ich würde einfach meine Pause vom Kiffen für ein Wochenende unterbrechen. Wir nahmen noch zwei Freundinnen aus seinem Jahrgang mit und machten uns auf den Weg.

Die Hinfahrt verlief ohne Zwischenfälle, sodass wir am frühen Freitagabend unser Ziel erreichten. Schnell fanden wir einen Parkplatz in der Nähe des Hauptbahnhofs und machten uns auf die Suche nach einer Unterkunft. Das war nicht weiter schwer, denn am Bahnhof liefen mehrere Vermittler herum, die billige Unterkünfte von privat anboten. Wir einigten uns mit einer jungen Frau und folgten ihr in eine Nebengasse, nicht weit vom Bahnhof entfernt. Dort wies sie uns eine kleine Gästewohnung im Souterrain eines Wohnhauses zu. Die Unterkunft bestand aus einem Schlafraum mit mehreren Stockbetten, einem kleinen Vorraum mit Sofa und Fernseher sowie einem Badezimmer mit Dusche. Wir bezahlten die Frau für das Wochenende im Voraus, sie wünschte uns eine angenehme Zeit und war schon wieder fort.

Aufgekratzt stylten wir uns für den Abend, dann stürzten wir uns in die Nacht. Besser gesagt, wir stolperten, jedenfalls nach kurzer Zeit. Unsere Anlaufziele waren keine Goa-Partys oder Klubs oder irgendetwas in der Art. Stattdessen machten wir eine Tour quer durch uns bekannte und unbekannte Coffeeshops. An jedem Stopp wurde mindestens ein Joint geraucht und so wurden wir im Laufe des Abends immer breiter. Ein Coffeeshop verfügte noch über ein zweites Stockwerk, das als eine Art Chill-out genutzt wurde. Überall luden Matratzen und Sofas zum Entspannen ein, das Licht war gedämpft, die Luft von Rauch erfüllt. Hier blieben wir etwas länger hängen und Johannes und ich vertieften uns in eine Diskussion über die Wirkung von Pilzen. Während dieses Gesprächs eröffnete mir Johannes, dass er selbst gerade unter dem Einfluss von Pilzen stand, die er im Laufe des Abends eingenommen hatte. Ich fühlte mich etwas unwohl, denn ich verspürte eine Art von Contact High: Der Raum begann, sich langsam um mich zu drehen, und die Art, wie Johannes mit mir redete, wurde mir irgendwie zu intensiv. Es war mir einfach zu nah. Ich musste raus aus dieser Situation. Johannes zeigte Verständnis und wir zogen weiter. Durch den Abbruch des Gesprächs beziehungsweise durch einen Themenwechsel ging es mir schnell wieder besser, die frische Luft tat ein Übriges.

Den folgenden Tag verbrachten wir mit etwas Sightseeing in der Innenstadt, mit Shoppen und mit lässigem Abhängen in Cafés. Ich liebte diese Stadt und ihr entspanntes Flair einfach sehr. Den Samstagabend wollten wir wieder genauso verbringen wie die Nacht zuvor. Selig von dem Überangebot an feinstem Marihuana zogen wir von einem Coffeeshop zum nächsten. Doch plötzlich war ich abermals mit der Situation überfordert. Wir saßen gerade in einem etwas rustikalen Shop, der an einen Bikertreff erinnerte. Die Atmosphäre dort wirkte auf mich mit einem Mal drückend und bedrohlich. Die anderen wollten aber noch nicht gehen. Spontan entschloss ich mich dazu, alleine weiterzuziehen. Ich versicherte, dass ich später schon den Heimweg finden würde, und verließ die drei. So landete ich in einem sehr großen, modernen Coffeeshop in der Nähe des Bahnhofs. Er ging über drei Stockwerke und war auf einer Seite komplett verglast. Der Dealer saß im Untergeschoss, die übrigen Stockwerke bestanden aus loungeartigen Bars, mit viel Grün und viel Chrom. Ich stellte mich in der Schlange bei dem Dealer an.

Zu diesem Zeitpunkt war ich gekleidet, als ob ich auf eine Goa-Party wollte, meine gewohnte Wochenendmontur: neongelbe Moonboots, bunter Wickelrock, hellgrüner Pullover mit Tribals gemustert. Der Mann hinter mir in der Schlange sprach mich auf Englisch an. Er war um die vierzig Jahre alt, groß und schlank, mit schütterem Haar. Er wirkte nicht unsympathisch, jedenfalls soweit ich das in meinem bekifften Zustand noch einordnen konnte. Ungezwungen erzählte er mir, dass er aus Texas käme und auf Sexurlaub in Europa sei. Er machte mir Komplimente zu meinem Outfit und fragte ziemlich geradeheraus, ob ich Lust hätte, ihn auf sein Hotelzimmer zu begleiten. Ich lehnte dankend ab und stellte klar, dass ich nicht homosexuell sei, war aber bereit, mich von ihm noch auf ein Getränk einladen zu lassen.

Nachdem wir beide etwas Gras erworben hatten, setzten wir uns neben eine Bar, die es auch hier im Untergeschoss gab. Ich legte meinen Pullover hinter mich und nahm von dem Mann einen Tee entgegen. Dieser Moment könnte entscheidend gewesen sein für den Fortgang meiner Geschichte. Der Texaner hätte die Möglichkeit gehabt, unbeobachtet etwas in mein Getränk zu tun, um mich willenlos zu machen, um eine Art »Rape Date« zu initiieren. Vielleicht hat er es getan, vielleicht auch nicht. Im Laufe des Gesprächs, das wir nun begannen, bekam ich auf jeden Fall immer stärkere Probleme. Zunächst betonte meine Zufallsbekanntschaft, dass ich es ihm sagen solle, falls er mich bedränge und mir das unangenehm wäre. Worüber wir uns dann im Einzelnen unterhielten, weiß ich nicht mehr genau. Wahrscheinlich habe ich ihm mein buntes Outfit erklärt und versucht, ihm etwas von meiner geliebten Goa-Szene zu erzählen.

Nach einer Weile bemerkte ich, dass sich mein Blickfeld einschränkte, ich bekam immer mehr einen Tunnelblick. Gleichzeitig begann der fremde Mann, wiederholt auf mich einzureden, dass ich ihn doch jetzt auf sein Hotelzimmer begleiten sollte.

Mehrmals sagte ich: »You're penetrating me!«

Jedes Mal wechselte er dann für eine Weile das Thema. Doch mir ging es immer komischer, ich fühlte mich zunehmend unwohl und der Situation nicht mehr gewachsen. Schnell drehte ich mich nach meinem Pullover um, da ich mich schleunigst aus dem Staub machen wollte. Aber mein grüner Pullover, eins meiner Lieblingsstücke, war verschwunden.

»My heartpiece!«, rief ich entsetzt und suchte aufgelöst den Boden nach meinem Pullover ab.

Vergeblich. Ich war völlig fassungslos, außerdem war ich am Wanken, irgendetwas machte meinem Kreislauf zu schaffen.

Dem Texaner wurde die Situation mit mir, der ich wirklich kurz vor dem Ausrasten war, offenbar zu heiß. Er verschwand ohne große Worte von der Bildfläche.

Da sprach mich der Bartender an: »Is it yours?«

Er hielt meinen geliebten Pullover hoch. Voller Erleichterung nahm ich ihn entgegen. Mein Pullover war im Laufe des Gesprächs zu Boden gerutscht, lag dann etwas abseits von unserem Tisch und wurde von dem Barmann, der das Teil nicht zuordnen konnte, vorsorglich beiseitegelegt. Meine Freude über diese Wendung relativierte meinen verwirrten Zustand, der Tunnelblick ging etwas zurück.

Nach diesem Schrecken beschloss ich, mich noch etwas in dem Coffeeshop aufzuhalten und dort einen Joint zu rauchen. Ich begab mich dazu in eins der oberen Stockwerke und setzte mich an einen hohen, runden Tisch. Während ich meinen Joint baute, fielen mir drei Personen im mittleren Alter auf, die am Nebentisch saßen. Es waren zwei Männer und eine Frau, die durch ihre Kleidung sehr seriös wirkten und sich angeregt unterhielten. Die Frau warf ab und zu einen Blick zu mir herüber. Da fiel es mir wie Schuppen von den Augen, ungeahnte Zusammenhänge taten sich vor mir auf: Diese drei

Personen unterhielten sich über mich, das war sonnenklar. Es ging um ein lang geplantes und minutiös durchgeführtes Experiment zur Erforschung von synthetischen und psychoaktiven Drogen. Ich war als Testobjekt ausgewählt worden, die zu untersuchenden Substanzen waren mir auf unauffälligem Wege auf Partys zugeführt worden. Kein einziger Drogendeal der letzten Monate war also Zufall, alles war arrangiert gewesen!

Nun stand man kurz vor Abschluss des Projekts. Dies alles erfasste ich in wenigen Augenblicken, da ich ihre Gedanken lesen konnte. Die Frau sandte mir zudem beruhigende, wohlwollende Gedanken zu. Ich ließ alles stehen und liegen und ging zu dem Nebentisch hinüber.

»You don't have to hide yourself anymore«, sagte ich empört. »I know, what's going on!«

Die drei sahen mich verständnislos an. Ich konfrontierte sie noch etwas mit dem mir gerade bewusst gewordenen Insiderwissen und stapfte dann wütend von dannen. Ich fühlte mich benutzt und missbraucht. Aufgebracht und ruhelos hetzte ich durch Amsterdams Straßen. Von der Tragweite meiner neuen Erkenntnisse völlig überwältigt, stolperte ich durch die Nacht. Ich hatte kein Ziel und achtete überhaupt nicht darauf, wohin ich lief.

Mit einem Mal kam ich mir beobachtet vor. Das war ja auch ganz natürlich. Schließlich stellte ich den Mittelpunkt eines bahnbrechenden Experimentes dar. Ein dunkel gekleideter Mann an einer Telefonsäule geriet in meinen Fokus. Sofort ging ich auf den Mann zu.

»Stop observing me!«, rief ich höchst aufgebracht. »And tell this also the people on the other side!«

Ich ließ den verdutzten Mann stehen, ohne eine Antwort abzuwarten. Etwas befreiter hoffte ich, dass ich nun etwas Ruhe von meinen Verfolgern bekommen würde. Mein Schritt verlangsamte sich und ich blickte mich um. Vor mir standen zwei junge attraktive Mädchen. Ich versuchte, sie anzusprechen, aber eine neue Welle von Paranoia kam mir dazwischen. Ich fragte die Mädchen, ob sie mich schon lange verfolgten und ob sie nicht meinen Wunsch mitbekommen hätten, nicht mehr beobachtet zu werden. Als sie mich mit komischen Blicken ansahen, erklärte ich schnell den Hintergrund des Experiments, das mit mir ablief.

Leicht angewidert zeigte das eine Mädchen auf einen Rettungswagen, der gerade auf der anderen Straßenseite parkte, und unterbrach damit meinen Redeschwall: »I'm sure, these people can help you better.«

Nach diesem Hinweis gingen die beiden rasch weiter.

Ich verstand den Ratschlag des Mädchens zunächst nicht, aber es beschlich mich eine Ahnung, dass gerade irgendetwas verdammt schieflief. Die verwirrten und erschrockenen, dann leicht angewiderten Blicke der beiden hatten mich aus dem Konzept gebracht. Aber die Paranoia war stärker als diese ersten leichten Zweifel. Auf einmal verspürte ich einen Anflug von Müdigkeit und beschloss, unser Quartier aufzusuchen. Doch das war leichter gesagt, als getan. Ich hatte überhaupt keine Ahnung, wohin ich gelaufen war. Zwar fand ich schnell eine Hauptstraße, die zum Bahnhof führte, und von dort plante ich, den Weg abzulaufen, wie ich ihn vom ersten Mal in Erinnerung hatte. Aber die Straßen und Grachten in diesem Viertel sahen für mich auf einmal alle gleich aus. Ich hatte unser Quartier praktisch vor der Nase, in meiner Verwirrtheit lief ich aber mehrmals daran vorbei, lief immer dieselben zwei oder drei Straßen im Wechsel hoch und runter auf der Suche nach vertrauten Mustern. Ich wusste die Hausnummer nicht mehr, nur ungefähr, wie das Haus aussehen musste.

Einer älteren Dame schien meine wachsende Verzweiflung aufzufallen. Sie sprach mich freundlich an und fragte mich, ob sie mir helfen könne. »No, no!«, rief ich aufgebracht, »I don't give any interviews at the moment.«

Ich war offensichtlich mit meinem eigenen Film beschäftigt. Die Frau gab ihre Hilfsaktion schnell auf und verschwand aus meinem

Blickfeld. Nachdem ich noch ein, zwei weitere Runden gedreht hatte, stand ich unvermittelt vor unserem Quartier. Wie hatte ich es nur übersehen können? Erfüllt von großer Erleichterung stieg ich die Stufen zum Eingang der Souterrainwohnung hinab. Johannes war noch wach und saß in dem kleinen Vorraum vor dem Fernseher. Er hatte auf mich gewartet, doch das war mir nicht klar. Ich hatte keine Ahnung, wie spät es war und wie lange ich nun schon alleine durch die Stadt geirrt war.

»Da bist du ja endlich«, rief Johannes. »Ich hab' mir echt Sorgen gemacht, es ist schon nach fünf Uhr. Wo hast du denn gesteckt?!«

Aufgekratzt erzählte ich ihm von meiner großartigen Entdeckung, von dem Experiment, von meinen Verfolgern und dass nun alles einen Sinn für mich ergäbe. Johannes verstand kein Wort. Aber er realisierte, dass etwas nicht in Ordnung mit mir war. Ganz und gar nicht in Ordnung. Schnell verfrachtete er mich ins Bett.

»So, jetzt schlaf dich erst mal aus und morgen sehen wir weiter.«

Ich fing noch mehrmals an, zu reden, aber Johannes unterbrach mich jedes Mal wieder und bat mich, jetzt zu schlafen.

Am nächsten Morgen sah die Welt tatsächlich schon etwas anders aus. Ich hatte mich insofern beruhigt, dass ich keine seltsamen Sachen mehr erzählte. Eigentlich sagte ich sogar gar nichts, war in mich selbst versunken. Wir frühstückten noch rasch in einem Café und machten uns dann auf den Heimweg. Die beiden Mädchen wechselten sich mit dem Fahren ab, Johannes und ich saßen hinten und hörten Musik über Kopfhörer. Die flache Landschaft der Niederlande zog vor meinen Augen vorüber. Da es dabei nicht viel zu beobachten gab, konzentrierte ich mich auf die uns umgebenden Fahrzeuge. Bald fiel mir auf, dass wir von weißen Fahrzeugen eskortiert wurden. Und genau so kam es mir nach einer Weile auch vor: Ich wurde nach Hause eskortiert! Die Leute von dem Experiment schützten mich, wachten über mich. Ich fühlte mich sicher und geborgen.

Den anderen im Auto verriet ich nichts von meiner Entdeckung. Mir war mittlerweile auch klar, dass es nur eine Erklärung für ihre Anwesenheit gab: Sie waren ebenfalls eingeweiht. Also brauchte ich ihnen gar nichts mehr zu erklären. Neben der Autobahn schien mit einem Mal eine Art Volksfest stattzufinden. Als wir vorbeifuhren, stieg eine Traube bunter fröhlicher Luftballons in die Luft. Ich fühlte mich gegrüßt: Die Niederländer sagten »danke, dass du da warst« und wünschten mir eine gute Reise. Meine Stimmung war auf dem Höhepunkt. Zufrieden grinste ich in mich hinein.

Die restliche Heimfahrt verlief ohne weitere besondere Vorkommnisse, abgesehen davon, dass mir ständig weiße Autos in unserer Nähe auffielen. In einem komplizierten Blinkmuster schienen sie miteinander zu kommunizieren. Außerdem fielen mir die Kennzeichen dieser Autos besonders auf. Jedes einzelne schien eine abgekürzte Botschaft für mich zu enthalten, um mich zu beruhigen oder meine Hochstimmung zu unterstützen. Nachdem alle zu Hause abgeliefert waren, fuhr ich noch zu Jens. Johannes hatte sich beruhigt von mir verabschiedet. Er ging wahrscheinlich davon aus, dass mein verwirrter Zustand in der vorherigen Nacht nur vorübergehend gewesen war.

Im Grunde ist es egal, ob jener Texaner mir nun etwas in den Drink gemixt hat oder nicht. Ich habe natürlich immer wieder darüber nachgedacht. Aber ändern konnte ich es nicht mehr, und vielleicht wäre die ganze Geschichte auch ohne diesen Menschen früher oder später ins Rollen gekommen. Psychisch stand ich zu dieser Zeit nah genug am Abgrund. Wesentlich ist, dass ich durch den vorhergehenden Drogenmissbrauch so vulnerabel geworden bin, so anfällig für eine psychische Erkrankung.

Die Zeitreise

Am nächsten Morgen musste ich wieder zur Arbeit in die Behinderteneinrichtung. Meine Erfahrungen des vergangenen Wochenendes waren zunächst verblasst. Alltag stand an. Realität. An diesem Tag ging ich in die sogenannte Oberstufe, die Abschlussklasse. Die Jugendlichen in dieser Gruppe waren zwischen fünfzehn und achtzehn Jahre alt. Sobald sie alt genug wären, würden sie die Einrichtung verlassen. Manche würden in einer Behindertenwerkstatt arbeiten, andere zu ihren Familien oder in betreute Wohngemeinschaften ziehen. Es war eine relativ ruhige Gruppe. Diejenigen, die ansprechbar waren, verhielten sich verständig und kooperativ. Die ersten Stunden des Vormittages verliefen unauffällig. Wir frühstückten zusammen, wobei zwei Jugendlichen die Nahrung gereicht werden musste. Dann gab es Unterrichtseinheiten für die Fitteren in der Gruppe, dieser Unterricht bestand aus sehr individueller Förderung und ging eher spielerisch mit dem Unterrichtsmaterial um. Andere aus der Gruppe beschäftigten sich mit Bastelarbeiten oder mit Puzzles – diese waren besonders beliebt.

Im Laufe des Nachmittags wurde ein spezieller Handwerker gerufen, weil an dem Rollstuhl eines Jugendlichen etwas defekt war. Während der Handwerker sich ans Werk machte, gingen die beiden Betreuerinnen der Gruppe nach draußen, um eine Zigarette zu rauchen. Mit einem Mal hatte ich den Eindruck, dass der Handwerker gar nicht wegen des Rollstuhls da war, sondern wegen mir. An mir war etwas defekt. Und auf kniffelige Weise wurde das nun repariert, indem ich ihm bei seiner Arbeit zusah. Ein Stein der Erleichterung fiel mir vom Herzen. Die Sorgen, die mich zwischenzeitlich befallen hatten, dass mit mir etwas nicht in Ordnung sein könnte, wurden nichtig. Alles würde nun wieder ins rechte Lot gerückt werden.

Ich sah mich in der Gruppe um. Die Kinder schauten mich auf eine merkwürdige Weise an. Ich bemerkte, dass sie sehr große Pupillen hatten. Und ich konnte ganz klar ihre Gedanken lesen: »Wir sind gar nicht behindert. In Wirklichkeit sind wir die perfekten Menschen, wir warten nur darauf, dass ihr ebenfalls erleuchtet werdet.« Ich fühlte mich eingehüllt von ihrer Liebe und Zuneigung.

Als die Betreuerinnen zurückkamen, erzählte ich wohl etwas verworrenes Zeug. Die beiden Frauen sahen sich an.

»Vielleicht ist es besser, wenn du etwas frische Luft schnappst. Lass dir ruhig Zeit«, sagte eine der Frauen zu mir.

Wie ein kleines Kind lief ich freudig auf den großzügigen Spielplatz der Einrichtung. Meine Zivildienststelle lag am Ortsrand, der Spielplatz war eingezäunt und dahinter lagen nur Felder. Niemand konnte mir bei meinem Treiben zusehen, außer vielleicht die Betreuerinnen aus einigen Klassenräumen, die zum Spielplatz hin lagen. Mit großer Begeisterung benutzte ich so ziemlich alle vorhandenen Spielgeräte. Nach einer Weile hatte ich mich ausgetobt und ging wieder in die Schule zurück. Es zog mich zu der Turnhalle, ein großer Raum, der in dem Gebäude integriert war. Zu dieser Stunde gab es dort keinen Unterricht. Ich war wieder ganz allein. Zunächst legte ich mich auf den Hallenboden und entspannte ein wenig. Dann suchte ich mir einen Gymnastikball und spielte damit. Ich hatte den Eindruck, dass alles egal war, dass ich machen konnte, was ich wollte. Die Zeit verging wie im Flug. Plötzlich war es fünfzehn Uhr, Feierabend. Ich sah noch zu, wie die Kinder und Jugendlichen mit kleinen Bussen abgeholt wurden, und fuhr dann mit meinem Auto nach Hause.

Am frühen Abend begab ich mich wieder zu Jens. Es war Montag, das bedeutete damals: Zeit für Akte X, gefolgt von Outer Limits, einer kanadischen Serie, die sich ebenfalls mit übernatürlichen Phänomenen beschäftigte. Beide Sendungen wurden von unserer Clique förmlich eingesogen. Während der Sendezeit durfte niemand sprechen oder sonstwie die Spannung unterbrechen. An diesem Abend war ich besonders gebannt. Ich spürte, dass die Themen der Folgen mich ganz persönlich ansprachen, ja sogar mich selbst und meine

Gedanken zum Thema hatten. Die Realität um mich herum und die Realität auf dem Bildschirm verwoben sich miteinander. Ich war völlig fasziniert. Später brachte ich noch David zu seinen Eltern, bevor ich selbst nach Hause fuhr. Ich erzählte ihm von meinem Wochenende in Amsterdam und den verrückten Geschichten, die ich dort erlebt hatte. David konnte mir nicht ganz folgen.

»Weißt du was? Ich bin auf mir selbst drauf, ich muss von mir selbst runterkommen«, winkte ich ab.

Damals war es eine Redewendung unter uns, auszudrücken, dass man »auf einer Droge« war, so sagten wir zum Beispiel: »Ich bin gerade auf LSD.« Ich teilte David hier also mit, dass ich auf Droge wäre und dass diese Droge ich selbst war.

David war verunsichert und wusste nichts darauf zu antworten. Er verabschiedete sich mit sorgenvoller Miene. Mir fiel das alles gar nicht auf.

Es begann eine sehr lange Nacht für mich. Zunächst ging ich entspannt schlafen, bald aber quälten mich unruhige Träume und schließlich wurde ich mitten in der Nacht wach. Mein Velux-Fenster war überirdisch erleuchtet. Eine Stimme sprach zu mir. Was sie im Einzelnen sagte, war mir nicht genau klar. Aber ich fühlte mich umhüllt von der Präsenz dieser Stimme. Mit der Zeit erkannte ich, dass ich ein Gespräch mit Gott führte. Er hatte einen besonderen Auftrag für mich. Ich haderte mit meinem Schicksal.

»Mein Gott, mein Gott, warum hast du mich ausgesucht?!«, rief ich mehrmals und bäumte mich in meinem Bett auf.

Aber es gab keinen Ausweg. Noch lange hielt ich Zwiesprache, so lange, dass ich dachte, diese Nacht würde niemals enden. Dann fiel ich in einen flachen, traumlosen Schlaf.

Am nächsten Morgen wachte ich erfrischt und völlig klar auf. Jedenfalls kam es mir so vor, als sei ich völlig klar. Das Duschen wurde zu einem zeremoniellen Akt. Ich fühlte mich vollkommen frei. Schnell frühstückte ich eine Kleinigkeit und machte mich auf den

Weg zur Arbeit. So zumindest mein Plan. Doch bei erster Gelegenheit bog ich in die verkehrte Richtung ab. Plötzlich war ich voll auf Sendung. Ich starrte auf die Mittelkonsole, fixierte die Digitaluhr. Es war die Anzeige einer Zeitmaschine, mein Auto war diese Zeitmaschine! Die Uhr zeigte in Wirklichkeit an, in welchem Jahr ich mich befand, nämlich etwa zwanzig Jahre in der Zukunft. Im Nachhinen ergibt das wenig Sinn. Es war gegen acht Uhr morgens, das Display zeigte genau 07:58 Uhr – keine Jahreszahl in der Zukunft. Wie ich darauf kam? Ich kann es mir nicht erklären. Nur, dass es für mich vollkommen logisch war. Ich düste durch die Straßen, meine Gedanken rasten. Dann erkannte ich, in welchem Teil der Stadt ich war. Ich bog in eine Seitenstraße ab und hielt am vierten Haus auf der rechten Seite: das Haus von Felix' Eltern. Ich klingelte Sturm.

Der kleine Bruder von Felix öffnete mir. Er muss damals ungefähr vierzehn Jahre alt gewesen sein. Verständnislos sah er mich an, der ich mit wirren Haaren und wildem Blick vor ihm stand. Er erkannte mich nicht, ja, er blickte sogar ziemlich erschrocken und verschwand im Haus.

Nach einer Weile kehrte er mit seiner Mutter zurück.

»Florian, geht es dir nicht gut? Was ist denn los?«, fragte diese besorgt.

Sie beschloss, mich erst einmal nach Hause zu fahren, packte ihren Sohn mit in ihr Auto, lud ihn an der Schule aus und steuerte dann mein Elternhaus an. Unterwegs erzählte ich ihr, dass mein Auto eine Zeitmaschine sei und ich nicht genau wisse, in welcher Zeit ich jetzt gelandet bin. Als wir am Ziel waren, versuchte ich zunächst, die Haustür mit meinem Autoschlüssel zu öffnen. Niemand war da. Felix' Mutter fuhr mich in die Firma meiner Eltern. Doch kaum waren wir dort angekommen, hatte ich auf einmal Angst, in irgendeiner Form eingefangen und eingesperrt zu werden. Ich stieg aus dem Auto und lief sofort weg.

Als Nächstes landete ich in der Innenstadt. Am Marktplatz, vor dem großen Supermarkt, stand ein junges Mädchen. Ich spürte, dass sie schon lange auf mich gewartet hatte. Tag für Tag war sie an dieser Stelle aufgetaucht, geduldig auf mich wartend, denn sie wusste nicht, wann genau ich mit meiner Zeitmaschine eintreffen würde. Ich stellte mich neben sie und war glücklich, ich fühlte mich, als ob ich zu Hause angekommen wäre. Doch nach einer Weile ging sie einfach fort. Der Traum war geplatzt.

Es bedrückte mich nicht lange. Ich machte mich auf den Weg zu meinem Wagen, den ich bei Felix' Eltern stehen gelassen hatte. Nach einem längeren Fußmarsch erreichte ich das Auto und fuhr wieder auf die Hauptstraße, bog aber sofort in die nächste Seitenstraße ab. Es war eine sehr schmale Straße, direkt an einem waldähnlichen Park am Stadtrand. Eine Garage, die offen stand, zog mich an. Spontan parkte ich mein Auto in dieser Garage.

»Was machen Sie denn da? Das ist meine Garage!«

Ein Mann lief auf mich zu.

»Nein, Sie irren sich. Das ist meine Garage!«, antwortete ich und ließ den irritierten Mann einfach stehen.

Schnellen Schrittes stapfte ich in den Park. Wichtige Dinge waren zu erledigen, damit bald etwas ganz Besonderes passieren konnte. Ich irrlichterte durch den Park, hob Steine auf und legte diese an anderer Stelle wieder ab, beobachtete immer wieder den Sonnenstand und gab mir Mühe, alles richtig zu machen, vor allem alles zur richtigen Zeit und am richtigen Ort zu machen. Zwar wusste ich nicht exakt, was bald so Tolles passieren würde, aber es schien mir, dass es schöner sein würde als alles, was ich bisher erlebt hatte. Nachdem ich eine ganze Weile so zugebracht hatte, fand ich mich vor einer großen Villa wieder, die am Eingang des Parks lag. Ich hatte wohl eine große Runde durch den Park gedreht und war nun wieder in der Nähe meines Autos. Mit einem Mal hatte ich den Eindruck, dass ich gleich Susanne treffen würde. Sie war ganz in der Nähe. Ich müsste nur noch wenige Dinge erledigen, dann würde sie auftauchen und wir würden gemeinsam in eine wunderbare Zukunft starten.

Dieses Wissen empfing ich und verspürte deutliche Gewissheit dabei und ein großes Glücksgefühl. Rasch lief ich in den Garten der Villa. Es gab keinen Zaun oder irgendeine Absperrung. Im Garten hinter der Villa lag eine große Terrasse. Niemand war zu sehen. Ich stellte mich mitten auf die Terrasse und überprüfte den Sonnenstand und meine exakte Position. Dann begann ich eine Art Tanz. In einer komplizierten Choreografie, einer Mischung aus Tai-Chi, Yoga, Aerobic und Freestyle, schwebte ich über die Bodenplatten. Ich war mir sicher: Susanne würde erscheinen, wenn ich diesen Tanz nur richtig ausführte. Ich kam mir vor wie ein Magier, ein Zauberer.

Etwa eine Viertelstunde später verlor ich das Interesse an diesem Projekt und wollte zurück zu meinem Auto gehen. Eine Gruppe von Menschen lief auf mich zu. Es waren zwei Polizisten und meine Familie.

»Da bist du ja endlich! Wir suchen dich schon überall!«, rief meine Mutter aufgebracht.

Die Polizisten verabschiedeten sich, für sie war »der Fall« gelöst. Meine Eltern fuhren mit meinen Schwestern und mir nach Hause. Meine jüngste Schwester Anna hatte ein Camouflagehemd an. Ich hielt sie für einen Vertreter der Bundeswehr und äußerte mich heftig gegen sie.

»Nein, nein, mit Ihnen möchte ich nichts zu tun haben. Ich werde nichts aussagen!«

Meine Eltern versuchten, mich zu beruhigen und herauszufinden, was eigentlich los war. Aber ein normales Gespräch war mit mir nicht möglich. Meine Erklärungen, was passiert sei, waren wirr und ausufernd. Meine Mutter, die in den Achtzigerjahren eine Weile als Arzthelferin bei einem Nervenarzt tätig gewesen war, schlug vor, mit mir zu diesem Arzt zu fahren. Mir war alles recht, ich wusste sowieso nicht wirklich, was das bedeutete.

Bei Dr. Lukasch wurde ich in einen separaten Raum geführt und die Helferinnen befestigten eine Menge Drähte an meiner Kopfhaut.

Ich sollte für eine Weile ganz ruhig sitzen. Das war kein Problem für mich, denn ich hatte den Eindruck, dass ich über die Drähte mit der ganzen Welt vernetzt war. Ich kam mir vor wie Buddha auf einem Thron und versetzte mich in einen meditativen Zustand. Die Zeit blieb stehen. Nicht nur für mich, für die ganze Welt. Dadurch, dass mein Bewusstsein an die ganze Welt angeschlossen war, konnte ich friedliche und beruhigende Schwingungen an alle Menschen schicken. Ich brachte die ganze Welt in ihren Idealzustand. Das Leben, wie wir es kannten, fror ein. Alle Menschen waren glücklich und zufrieden. Mein Auftrag war erfüllt, ich hatte meinen mir zugedachten Platz erreicht. Von nun an würde ich bis in alle Ewigkeit hier sitzen.

Nach etwa zwanzig Minuten wurde das EEG beendet. Nachdem Dr. Lukasch mich ein wenig zu meinen aktuellen Gedanken und meinem Zustand befragt hatte, wandte er sich gezielt an meine Eltern.

»Bringen Sie Ihren Sohn bitte sofort nach Lüneburg auf die psychiatrische Station. Er erlebt wahrscheinlich gerade einen akuten psychotischen Schub! In Lüneburg wird man ihm helfen können.«

Meine Eltern waren sehr betroffen, aber sie versuchten, sich zusammenzunehmen. Zu Hause packten sie ein paar Sachen für mich ein, dann fuhren wir los. Ich saß im Wagen hinten rechts und freute mich über den Ausflug. Mit Interesse beobachtete ich die Kennzeichen der Autos vor und hinter uns auf der Landstraße. Erneut schienen sie zu mir zu sprechen, eine besondere Bedeutung für mich zu haben. Meine Eltern redeten fast gar nicht und ich war mit meiner Kennzeichenanalyse vollauf beschäftigt.

Nach einer knappen Stunde erreichten wir das Landeskrankenhaus in Lüneburg, das LKH. Als wir auf das Krankenhausgelände einbogen, erfüllte mich große Freude. Ich spürte meine Seelenpartnerin. Sie war hier irgendwo und wartete auf mich. Ich war gespannt, wann ich sie treffen würde, aber schon jetzt fühlte ich mich heimisch. Die junge Frau an der Anmeldung erklärte uns, zu welchem Zimmer wir gehen sollten. Dort erwarteten mich drei Ärzte, die mich eingehend interviewten. Meine Eltern warteten auf dem Flur. Wortreich erläuterte ich den Ärzten, was ich in letzter Zeit so alles erlebt und gedacht hatte. Sie hörten mir freundlich und aufmerksam zu. Am Ende riefen sie meine Eltern hinzu.

»Wir weisen Ihren Sohn jetzt auf die geschlossene psychiatrische Station im Haus ein, er ist einverstanden«, informierte ein Arzt meine Eltern mit ruhiger Stimme.

Meine Mutter brach weinend zusammen. Ich nahm sie in den Arm und versuchte, sie zu beruhigen.

»Es ist doch alles gut, Mama. Ich bin endlich da, wo ich immer sein wollte!«

Doch meine Mutter weinte zu meiner Überraschung nur noch stärker. Meine Eltern begleiteten mich noch auf meine Station, die 3A. Ich wurde ins Akutzimmer direkt neben dem Schwesternzimmer gebracht. Eine Schwester gab mir eine hohe Dosis Haldol®, ein Arzneimittel mit dem Wirkstoff Haloperidol. Ich weiß nicht mehr genau, in welcher Form, aber wahrscheinlich spritzte sie mir das Medikament intravenös, damit es schnell wirkte. Haldol® ist ein hochpotentes Neuroleptikum und wurde vor allem zur Behandlung akuter Erregungszustände eingesetzt, wie sie bei psychotischen oder schizophrenen Syndromen auftauchen können. Es wirkt dämpfend und sedierend. Bei mir wirkte es so stark, dass ich drei Tage durchschlief. Manchmal wurde ich wach und versuchte, mich bemerkbar zu machen. Doch wenn ich sprechen wollte, hatte ich den Eindruck, dass aus meinem Mund nur Blasen kamen. Ein sehr unangenehmes Gefühl, vor allem, da ich am übrigen Körper völlig gelähmt war und mich wie fixiert und gefangen fühlte. Gefangen, ohne die Möglichkeit, mich mitzuteilen.

Meine Familie besuchte mich in diesen Tagen mehrmals, ohne dass ich sie bemerkte ...

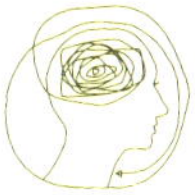

Wiederhergestellt?

Am vierten Tag wurde ich langsam wieder wach. Ich wurde auf ein anderes Zimmer auf der Station verlegt. Die behandelnden Ärzte entschieden, zunächst auf die Gabe weiterer Medikamente zu verzichten und erst einmal zu schauen, wie sich mein Zustand entwickeln würde. Da ich im Aufnahmegespräch von meinen Drogenerfahrungen berichtet hatte, vermuteten sie eine drogeninduzierte Psychose. Das würde bedeuten, dass die Erkrankung nicht chronisch war, es sich also lediglich um eine Episode handelte. Ich selbst war noch völlig verwirrt. In den ersten wachen Tagen war ich sehr desorientiert, mit anderen Worten: Ich wusste weder, welches Datum wir hatten, noch, wo ich mich aufhielt. Ich wusste meistens nicht einmal, wie ich hieß, wer ich eigentlich war. In diesen Tagen lebte ich nur im Moment, hatte ständig neue Eingaben und Inspirationen, um meinen Zustand und meine Umwelt zu erklären.

Regelmäßig musste ich meine Brille, ohne die ich eigentlich so gut wie nichts sehen konnte, im Schwesternzimmer abholen, da ich sie mal wieder irgendwo auf der Station liegen gelassen hatte. Immer wieder war ich davon überzeugt, dass alle Patienten auf der Station Vampire seien, die sich aber nicht von Blut, sondern von Gedanken ernährten. Einmal fand ich mich im Duschraum wieder, in dem auch eine Badewanne stand. Ich saß in dieser Badewanne, die halb mit Wasser gefüllt war, auf meinen Knien und beugte mich nach vorne. Es fühlte sich an, als ob ich einen Salto nach dem anderen machte, mein Körper rotierte um eine Querachse. Ich hatte die Augen geschlossen und eine Flut von Bildern, von Gesichtern, stürmte auf mich ein. Waren es Gesichter meiner Ahnen oder meiner früheren Inkarnationen? Ich erschauderte und war tief erschüttert.

Nach und nach wurden solche Erfahrungen und die seltsamen Vorstellungen weniger, mein Zustand verbesserte sich täglich. Mit der

Zeit gewöhnte ich mich an den Stationsalltag und seinen Rhythmus. Wegen meiner langen Haare, meines Barts und meiner Sandalen, in denen ich auf Station immer unterwegs war, bekam ich den Spitznamen »Jesus«. Ich freundete mich mit einzelnen Patienten an. Manche waren gar nicht richtig ansprechbar, völlig versunken in ihrer eigenen Welt. Ein älterer Mann ging den ganzen Tag wie ein Uhrwerk den langen Flur der Station hoch und runter. Ein anderer hatte regelmäßig aggressive Ausbrüche und warf dann mit allem um sich, was ihm in die Hände fiel. Eine sehr sympathische Frau in mittlerem Alter litt unter starkem Verfolgungswahn, fühlte sich ständig diffus bedroht. Ich selbst kam langsam wieder zu mir und war orientierter. Die wahnhaften Gedanken nahmen ab. Da ich mich kooperativ und friedlich verhielt, durfte ich die Station bald auch zu begleiteten Spaziergängen auf dem Gelände verlassen.

In der zweiten Woche besuchten mich David und Jens. Sie sahen sehr besorgt aus, aber ich empfing sie gut gelaunt auf »meiner« Station.

»Mir geht es blendend!«, rief ich ihnen schon vom Flur aus entgegen. »Die Station ist jetzt mein Zuhause.«

Die anderen Patienten stellte ich ihnen als meine neuen Freunde vor. Ich nahm Grüße von der ganzen Clique entgegen; alle dachten an mich und wünschten mir eine baldige Gesundung. Meine beiden Freunde verließen mich später mit einem mulmigen Gefühl.

Für Angela, die mich schon sehr in ihr Herz geschlossen hatte, war diese Zeit kaum auszuhalten. Sie erfuhr erst nach Tagen, dass ich im Krankenhaus gelandet war. Zuletzt hatte sie von mir gehört, als ich an jenem Freitag nach Amsterdam aufgebrochen war. Nun kam sie nur durch Jens und David an spärliche Informationen über meinen Zustand. An meine Eltern mochte sie sich nicht wenden, da sie diese noch gar nicht kennengelernt hatte. Sie war in großer Sorge, was mit mir werden würde, ob ich wieder gesund werden könnte.

Ich kann mich nicht mehr erinnern, ob sie die Gelegenheit bekam, mich auf Station anzurufen. Aber selbst, wenn, hätte sie wegen meines verwirrten Zustandes nicht viel davon gehabt. Da ich anfangs nicht einmal meinen eigenen Namen wusste, hätte ich sie wahrscheinlich gar nicht richtig zuordnen können. Aber mein Zustand verbesserte sich immer schneller.

Nachdem zwei volle Wochen vergangen waren, fühlte ich mich ausreichend wiederhergestellt und traute es mir zu, außerhalb der Station in der »wirklichen Welt« zu leben. Die Ärzte wollten mich eigentlich noch eine Weile zur Beobachtung im Krankenhaus behalten und boten mir die Verlegung auf eine offene Station an. Doch ich drängte auf meine Entlassung und da ich mich freiwillig dort aufhielt, konnten sie nicht viel machen. Gegen ärztlichen Rat verließ ich die Klinik und ließ mich von meinen Eltern abholen. Die nächsten Wochen war ich erst einmal krankgeschrieben. Ich musste regelmäßig bei Dr. Lukasch vorsprechen und ihm berichten, wie es mir ging. Auch er setzte zunächst keine weiteren Medikamente ein. Man ging nach wie vor von einer einmaligen psychotischen Episode aus, von der ich mich schnell erholte. Ich hatte zwar noch gelegentlich seltsame Gedanken, auch Autokennzeichen beschäftigten mich immer mal wieder, aber im Großen und Ganzen wurden die Symptome sanfter und seltener.

Weiterhin verbrachte ich viel Zeit bei Jens in seiner Hütte und kiffte auch wieder ein wenig. Auf Partys fuhr ich vorerst nicht, da Dr. Lukasch mir dringend von einer solchen Reizüberflutung abriet. Ich verspürte auch kein Verlangen nach wildem Feiern und Tanzen; ich wollte es ruhig angehen lassen. Meistens war ich bei Angela, die heilfroh war, dass ich mich wieder erholt hatte und überhaupt ansprechbar war. Wir redeten nicht viel über das, was ich im Krankenhaus und kurz davor erlebt hatte, sondern genossen lieber unsere Zweisamkeit.

In den Osterferien fuhr ich mit Bettina und einer weiteren Freundin für eine Woche auf die Insel Rømø nach Dänemark. Bettina kannte ich schon seit Kindertagen, sie war in derselben Straße groß geworden, eine gute Freundin meiner Schwester Alexandra. Während unseres Aufenthaltes bekamen wir noch Besuch von Felix, der zwei weitere Schulfreunde mitbrachte. Die drei Jungs blieben für einige Tage bei uns. Wir machten lange Spaziergänge am Strand und kuschelten uns abends vor den Fernseher. Ich genoss diese Tage an der Küste, die frische Luft und den weiten Blick sehr. Die Stimmen in meinem Kopf wurden merklich leiser.

Nach meiner Rückkehr von Rømø ging ich zusammen mit Angela ins Kino. Mitten im Film hielt Angela plötzlich meine Hand. Ich war völlig perplex. Natürlich war sie ein sehr hübsches und anziehendes Mädchen. Aber ich hatte immer nur den Auftrag jener Freundin im Kopf gehabt, mich um Angela zu kümmern. Dies hatte ich pflichtbewusst wie ein Pfadfinder ausgeführt. Meine Gedanken waren überhaupt nicht in diese Richtung gegangen. Dann lehnte Angela ihren Kopf an meine Schulter. Nach einer Weile drehte ich den Kopf zu ihr und sah sie an. Sie erwiderte meinen Blick, ihre Lippen näherten sich meinen. Wir küssten uns. Ihre Lippen waren unglaublich weich und warm, ihre Küsse schmeckten einfach wunderbar. Den Rest des Films über knutschten wir wie wild.

Ich hatte auf einmal eine Freundin. Zum ersten Mal seit fast zwei Jahren, nachdem meine erste richtige Freundin für ein Jahr in die USA geflogen war. Damals hatte ich die lange räumliche Trennung nicht ausgehalten und die Beziehung, die knapp ein Jahr gedauert hatte, beendet. Und nun Angela. Ich war sehr stolz, ihr Freund sein zu dürfen, und lief fortan innerlich mit einem dicken Grinsen durch die Gegend. Wenn ich bei Angela lag und mit ihr kuschelte, fühlte ich mich wie die eine Hälfte von einem Ying- und Yang-Zeichen. So »passend« wie in diesen Tagen und Wochen mit Angela hatte ich mich noch nie vorher gefühlt.

Ominöser Auftrag

Fünf Wochen nach meiner Entlassung besuchte ich einen alten Schulfreund, der zwei Jahre zuvor mit auf unserer Interrailtour gewesen war. Benjamin – mein ehemals bester Freund – und Johannes waren auch dabei. Wir rauchten ein paar Joints und tauschten Anekdoten aus unserer Schulzeit aus. Spät am Abend kamen die Jungs auf die Idee, mich zu frisieren. Ich hatte schon eine Weile mit dem Gedanken gespielt, meine Haare, die nun vier Jahre gewachsen waren, abzuschneiden. Jetzt war es so weit. Johannes holte den Langhaarschneider aus dem Bad und rasierte mir damit den Kopf. Es ging sehr schnell und ich hatte wieder eine Kurzhaarfrisur. Die beiden packten mir die abgeschnittenen Haare in eine durchsichtige Plastiktüte ein, zur Erinnerung. Wir stießen noch auf die gelungene Aktion an, dann fuhr ich nach Hause.

Als ich in unserer Einfahrt stand und gerade den Motor abstellen wollte, passierte es. Der Moderator im Radio sprach plötzlich direkt zu mir persönlich. Er forderte mich auf, noch einmal loszufahren, da er einen Auftrag für mich hätte. Ich war völlig perplex und gehorchte der Stimme fast willenlos. Sie lotste mich aus dem Ort hinaus auf eine Landstraße. Der Moderator sagte dabei nicht: »Fahr nach links!« oder »Jetzt rechts abbiegen!«. Vielmehr lag es an meiner Interpretation seiner Worte. Natürlich führte er seine Zwischenmoderationen wie gewöhnlich fort. Nur ich war in der Lage, zwischen den Zeilen zu lesen und die für mich versteckten Botschaften zu erkennen.

Auf eine gewisse Weise war ich sehr erleichtert. Die ganzen letzten Wochen war mir eingeredet worden, dass ich krank sei, dass meine Gedanken und Wahrnehmungen nicht der Wahrheit entsprächen, sondern einen Wahn darstellten. Nur mühsam hatte ich mich mit dieser Sicht der Dinge angefreundet. Aber nun ergab alles wieder einen Sinn. Es war kein Wahn gewesen, sondern die Wahrheit. Natürlich war ich Teil eines Experimentes gewesen und war die ganze Zeit hindurch weiter beobachtet worden. Und nun würde ich eingeweiht werden. Ich bräuchte nur der Stimme aus dem Radio Folge zu leisten und zu schauen, was mich erwartete.

Auf verschlungenen Umwegen führte mich die Stimme in die Nordheide zum Haus des Vaters von Elena, die immer noch in den USA verweilte. Ich parkte fünfzig Meter weiter auf der anderen Straßenseite, um nicht so sehr aufzufallen. Es war mitten in der Nacht, das alte Bauernhaus stand schwach beleuchtet seitlich zur Straße am Hang. Vorsichtig ging ich auf das Haus zu. Ich wusste nun, warum ich hier war: Elena war meine mir vorherbestimmte Seelenpartnerin. Sie war ein Teil von mir und gehörte unbedingt an meine Seite. Deshalb rief ich sie in Gedanken zu mir, mit meiner ganzen Kraft.

Mein Gedankenimpuls erreichte sie mit Lichtgeschwindigkeit. Sie würde sich nun ohne Aufschub auf ihren Weg zu mir machen. Ich musste wohl einige Stunden warten, bis sie mit dem Flugzeug nach Deutschland käme, aber dass sie kam, war sicher. Ich freute mich sehr auf Elena. Die nächsten Stunden brachte ich mit Warten zu. Ich ging hinter das Haus, wo auf einer kleinen Koppel mehrere Pferde standen. Vertrauensvoll trabten sie zu mir und sahen mich mit ihren verständnisvollen braunen Augen an. Ich unterhielt mich mit ihnen auf telepathischem Wege. Sie begrüßten mich freundlich und sendeten mir Liebe. Ich war froh über diese Gesellschaft, während ich warten musste. Irgendwann dämmerte es. Eine Haushälterin verließ das Haus mit einem Einkaufskorb. Ich achtete instinktiv darauf, nicht gesehen zu werden. Etwas später kam auch Elenas Vater, stieg in seinen Wagen und fuhr zur Arbeit.

Mir wurde langsam langweilig. Und mir war kalt. Es war Mitte April, die Nächte waren noch sehr kühl und ich beschloss, einen Spaziergang zu unternehmen. Mein Weg führte mich zu einem kleinen Campingplatz in der Nähe. Am Rand dieses Platzes entdeckte ich eine urige Hütte. Vor der Tür stand ein Paar stabiler brauner Wanderschuhe. Aus einer Eingebung heraus probierte ich diese Schuhe an. Sie passten genau und waren wunderbar bequem. Ich ließ meine alten Schuhe einfach an Ort und Stelle stehen und zog mit neuem Schuhwerk weiter.

Nach einer Weile stand ich wieder vor meinem Wagen. Ich setzte mich ans Steuer und fuhr los. Dass ich eigentlich auf Elena warten wollte, hatte ich mit einem Mal völlig vergessen. Ich war erneut in dem Modus, mit dem diese Nacht begonnen hatte: Es gab einen ominösen Auftrag zu erfüllen! Nach ein paar Kilometern landete ich in der sehr kleinen Gemarkung Schwindebeck. Mittlerweile war es taghell. An einer Bushaltestelle stellte ich das Auto ab und lief unschlüssig hin und her. Plötzlich bog ein grauer Wagen mit hohem Tempo in die Seitenstraße, in der ich mich befand. Im Vorbeifahren sah ich eine Frau am Steuer sitzen, die mich angrinste – und schon war sie wieder weg. Ich beeilte mich und sprang in meinen Wagen. Irgendetwas sagte mir, dass ich ihr folgen müsste. Ich setzte das Auto auf die Seitenstraße und fuhr in die Richtung, in die der graue Wagen verschwunden war. Denn verschwunden war er in der Tat.

Die Straße führte schnurgeradeaus, aber von der Frau war weit und breit nichts zu sehen. Auf der rechten Seite verlief ein gerade so befahrbarer Sandweg in den Wald. Ich folgte meinem Bauchgefühl und bog rechts ab. Minutenlang schlängelte sich der Weg durch den Wald. Ich wurde immer unsicherer darüber, wo ich mich befand und was ich dort eigentlich wollte. Als ich kurz davor war, umzudrehen, teilte sich der Weg und ich fuhr an einem größeren Baggersee entlang, der in einer tiefen Mulde lag. Vor mir stand der graue Wagen. Ich hatte die Frau tatsächlich wiedergefunden. Nachdem ich hinter ihr geparkt hatte, ging ich zu der zierlichen Frau, die neben ihrem Wagen stand und den See betrachtete. Sie war Mitte dreißig, hatte blonde lange Haare und sah auf den ersten Blick recht attraktiv aus. Auf der Rückbank saß ein etwa zehnjähriger blonder Junge, vermutlich ihr Sohn. Er war in ein Buch vertieft.

Ich stellte mich ungezwungen neben die Frau. Es war, als ob wir uns schon lange kennen würden und genau hier verabredet wären. Ein sehr konspiratives Treffen, um geheime Informationen auszutauschen. Doch wir sagten zunächst nichts, nickten uns nur kurz zu, in stillem Einvernehmen. Nachdem wir uns beide in die Betrachtung des Sees vertieft hatten, ging die Unbekannte zu ihrem Auto und öffnete die hintere Tür. Der Junge kam heraus und grüßte mich freundlich, hinter ihm sprang ein großer schlanker Hund von der Rückbank, der sofort begann, mit der Nase am Boden schnüffelnd und wie wild mit dem Schwanz wedelnd die Umgebung zu erkunden. Die Frau ging um den Wagen herum und öffnete den Kofferraum. Sie holte einen dicken Packen Bilder im DIN-A3-Format hervor und verteilte sie vor sich auf dem Boden.

»Die Bilder hab' ich selbst gemalt.«

Sie erläuterte mir einzelne Motive. Der Hund lief mit seinen sandigen Pfoten quer über die Bilder, doch das schien die Frau nicht weiter zu stören. Plötzlich wurde die Unbekannte aber hektisch, sie schaute mit wildem Blick um sich, ihre Haare flogen. Mit wenigen Griffen raffte sie ihre Bilder zusammen und verstaute sie wieder im Kofferraum. Eilig schob sie ihren Sohn und den Hund auf die Rückbank, stieg grußlos hinters Steuer und wendete den Wagen. Sand spritzte auf, Staub stieg in die Luft. Ich stand nur da und blickte dem schnell kleiner werdenden Wagen nach. Ich weiß nicht, welcher Zufall uns zusammengeführt hatte, aber für mich war es eine Begegnung der dritten Art gewesen. Wir beide schienen in jenen kurzen Augenblicken geahnt zu haben, dass es für uns nur diesen einen Moment geben würde. So kurz diese Begegnung auch gewesen war, sie hatte mich doch nachhaltig beeindruckt. Noch oft habe ich an diese Frau gedacht und überlegt, woher sie wohl kam, wovor sie flüchtete und wohin sie gefahren ist.

Ich war wieder in meinem Auto unterwegs. Von Schwindebeck fuhr ich weiter in nordwestliche Richtung. Nach einer etwa halbstündigen Irrfahrt befand ich mich schließlich genau am nördlichen Ausläufer des Naturschutzgebietes Lüneburger Heide. Irgendwo zwischen Hanstedt und Jesteburg ließ ich das Auto unabgeschlossen stehen und marschierte los, querfeldein.

Bislang kannte ich weder Ziel noch Weg. Ich lief die Wald- und Wiesenwege ab, wie es mir mein Bauchgefühl eingab. Nachdem ich ungefähr eine Stunde an Feldern und Wiesen vorbeigelaufen war, erreichte ich ein großes umzäuntes Grundstück, das an einem sanften Hang lag. Ich empfand einmal mehr das Gefühl von Heimat und Zuhause-Sein. Ohne Probleme kletterte ich über den hohen Zaun und sprang auf das Grundstück. Ganz oben am Hang stand ein modernes Wohnhaus im Stil der Achtzigerjahre, eingeschossig, mit viel Glas und Stahl. Kein Mensch war zu sehen, bis auf das Zirpen der Grillen war es unheimlich still. Es war ein sehr schöner Frühlingstag, mittlerweile war es Mittag geworden und die Sonne brannte vom Himmel. Ich ging den Hang hoch zu dem Haus und blickte von der Terrasse aus in das Wohnzimmer. Auch hier war niemand. Dann entdeckte ich ein digitales Thermometer in dem Wohnzimmer, das sowohl die Innen- als auch die Außentemperatur anzeigte. Die beiden Zahlen unterschieden sich nur um wenige Grad. Ich empfing die Eingebung, dass ich unter bestimmten Voraussetzungen in das Haus gelangen konnte – es gehörte offenbar mir, da niemand sonst zu sehen war. Es musste mir nur gelingen, die beiden Temperaturen so zu beeinflussen, dass sich ihre Werte auf demselben Niveau einpendelten.

Aufmerksam schaute ich mich in dem etwas verwilderten Garten um. An drei Stellen ragten seltsame rote Rohre aus dem Boden, sie hatten einen Durchmesser von etwa vier bis fünf Zentimetern und schlossen oben jeweils mit einem kleinen drehbaren Rad ab. Ich drehte an allen diesen Rädern, erst in die eine, dann in die andere Richtung. So glaubte ich, auf eine klimaverändernde Maschine einzuwirken, die sich unter dem Grundstück verbarg. Diese Maschine stellte ich mir wie eine Art Heizung für den Garten vor. Immer wieder kehrte ich zu der Terrasse zurück, blickte ins Wohnzimmer und überprüfte die beiden Temperaturanzeigen. Da ich jedoch die vorherigen Zahlen vergaß, hatte ich Schwierigkeiten, etwaige Veränderungen festzustellen. Als sich auch nach einer ganzen Weile, die ich so mit der Manipulation der schraubenartigen Räder verbrachte, nichts änderte, sich weder die Haustür noch die Terrassentür wie von Zauberhand öffnete, verlor ich das Interesse an diesem Projekt. Ich kletterte über den vorderen Zaun und schlenderte durch die Wohnsiedlung.

Vor einem gemütlich wirkenden Haus, bei dem viel Holz verbaut worden war, parkten mehrere Autos. Die Haustür stand offen und ich trat näher. Im Eingangsbereich standen fünf Personen, Männer wie Frauen. Sie waren vielleicht in den Fünfzigern, die Männer bärtig und mit ersten grauen Haaren. Für mich unterbrachen sie ihr Gespräch und sahen mich freundlich und einladend an. Aus dem Haus drang ein warmes Licht. Doch ich spürte sofort, dass es mehr war als einfach nur das Licht einer Lampe. Ich sah einen Schatten oder Schemen im Hausflur. Mir wurde klar, dass diese Erscheinung nur Gott sein konnte. Ich war im tiefsten Kern erschüttert.

Die Gruppe im Eingangsbereich sah mich immer noch freundlich und leicht fragend an. Aber ich war eindeutig überfordert. Das war buchstäblich zu viel des Guten für mich. Verstört stolperte ich rückwärts und nahm meine Beine in die Hand.

Ich musste sehr viel Zeit in dem Garten mit den roten Rohren verbracht haben. Der Tag neigte sich dem Ende entgegen, die Dämmerung setzte ein. Ich erreichte einen Teil der kleinen Siedlung, in dem viel gebaut wurde. Die Einfamilienhäuser aus rotem Backstein befanden sich in unterschiedlichen Phasen ihrer Fertigstellung. Ein Haus schien schon bewohnt zu sein. Die Erde um das Haus war zwar noch aufgewühlt und Bauutensilien lagen herum, aber alle Zimmer des neuen Hauses waren beleuchtet. Ich trat an die Haustür und klingelte.

Nach einem Moment öffnete eine junge Frau Ende zwanzig. Verständnislos und leicht ängstlich sah sie mich an. Wahrscheinlich hatten hier noch nicht viele Menschen geklingelt, es schien für sie noch ungewohnt zu sein. Ich versuchte, ihr zu erzählen, dass ich gerade Gott gesehen hatte. Doch schon nach wenigen Sätzen schlug mir die Frau, die mich immer beunruhigter angesehen hatte, die Tür vor der Nase zu. Durch das kleine Fenster in der Tür konnte ich sehen, dass sie zum Telefon griff – ich machte mich lieber schnell aus dem Staub.

Nach einem kleineren Fußmarsch erreichte ich eine Art Kinder- oder Jugendheim. Vielleicht war es auch eine Unterkunft für Klassenfahrten oder Ähnliches. Auf jeden Fall war es ein sehr großes, lang gezogenes Gebäude. Draußen war es nun völlig dunkel, es musste gegen einundzwanzig Uhr sein. Die Eingangstür war nicht abgeschlossen, ich öffnete sie und trat in den Hausflur. Links und rechts gingen Gemeinschaftsräume ab, die in diesem Moment beide als TV-Zimmer benutzt wurden. Vor mir führte eine steile Treppe in den ersten Stock. Zwei Mädchen, Teenager, kamen diese Treppe herunter, sie trugen Jogginghosen und bequeme weite Oberteile. Überrascht und verwundert sahen sie mich an.

Eines der Mädchen lief sofort weg, sie verschwand in dem langen Flur. Ich ging in den Raum auf der rechten Seite und setzte mich zu den Teenagern vor den Fernseher. Auch hier löste ich große Verwunderung aus. Die Schüler umringten mich und bombardierten mich mit Fragen darüber, wer ich sei, woher ich käme, was ich hier wollte. Die übrigen Teenager aus dem zweiten Gemeinschaftsraum gesellten sich ebenfalls dazu. Ich antwortete einsilbig und grinste die jungen Leute vor allem frech an. Dann kam das Mädchen zurück, das im Flur verschwunden war. Sie brachte einen Erwachsenen mit, offenbar einen Betreuer. Dieser stellte mir die gleichen Fragen wie die Jugendlichen, nur in einem ernsten und offiziellen Ton.

»Es ist ein freies Land, ich kann mich aufhalten, wo ich will«, erwiderte ich trotzig.

Der Betreuer war da anderer Auffassung. Er komplimentierte mich aus dem Haus. Die Jugendlichen wirkten enttäuscht, für sie schien mein Auftritt eine willkommene Abwechslung und ein großer Spaß zu sein. Aber ich musste wohl weiterziehen.

Auf dem Vorhof des Heims befiel mich eine unheimliche Stimmung. Alles wirkte düster und bedrohlich auf mich, die Dunkelheit machte mir ein wenig Angst. Ich ging um das Wohnheim herum. Dahinter lag ein weiteres Gebäude mit einem großen Hof. Dort war ein riesiger Berg Müll gestapelt, daneben schimmerte ein kleiner Tümpel, der mit Algen bedeckt war. Der Ort machte einen trostlosen, verfallenen Eindruck.

Plötzlich hörte ich ein lautes ratterndes Geräusch. Ein Lichtkegel näherte sich von schräg links. Hinter dem Tümpel erhob sich ein großer Wall. Von links kam ein langer Güterzug herangebraust. Die Schienen verliefen offenbar oben auf dem Wall. Mit einem Mal kam ich mir selbst sehr, sehr klein vor, wie ich dort am Fuße des Hügels im Dunkeln stand und der mächtige schwere Zug vorbeirauschte. In Wirklichkeit war ich unglaublich winzig, der Zug kam mir vor, als wäre er zehnmal so groß, als er es eigentlich war.

Dann hatte ich eine neue Eingebung: Der Zug transportierte gar keine Waren, sondern Gedanken und Informationen. Es handelte sich um einen Daten-Highway. Diese Gedanken schossen mir in Sekundenbruchteilen durch den Kopf. Der Zug war vorübergefahren. Langsam kehrte meine normale Größenwahrnehmung zurück. Ich schauderte.

Schnell verließ ich das Gelände auf dem Weg, den ich gekommen war, vorbei an dem Heim und zurück auf die Straße. Ich wanderte weiter durch die Siedlung. Nun kam ich in einen Bereich, in dem die Häuser schon etwas älter aussahen und vornehmer. Sie rückten weit von der Straße zurück, hohe Zäune und dichte Hecken trennten die Vorgärten vom Bürgersteig. Schließlich blieb ich an einem Haus stehen. Ich schaute mir den Namen an der Klingel an und blickte hoch in den leuchtenden Sternenhimmel. Dann wieder zu der Pforte mit der Hausnummer und dem Klingelknopf. Es gab einen Zusammenhang zwischen den Sternen über mir und diesem Haus, da war ich mir sicher. Ich klingelte.

Nach einer längeren Pause meldete sich eine schwache alte Stimme, sie war schwer zu verstehen und klang sehr weit weg. Hier hatte ich eine Kontaktmöglichkeit zu meiner wirklichen Familie. Ich erinnerte mich, dass ich eigentlich ein Außerirdischer war, der sich auf der Erde hatte aussetzen lassen, um Urlaub zu machen. Nun war es an der Zeit, zurückzukehren. Die Gegensprechanlage stellte eine Verbindung zu meinem Mutterschiff her. Ich war sehr erleichtert, dass ich sie gefunden hatte.

»Gut, dass ihr da seid, ihr könnt mich jetzt abholen!«, sprach ich in das kleine Mikrofon.

Die Antwort kam mit Verzögerung. Ich verstand sie nicht genau. Aber ich war mir sicher, dass ich verstanden worden war und nun nur noch ein bisschen zu warten brauchte. Also wartete ich. Nichts tat sich. Die Straße war wie ausgestorben. Ich beobachtete die Lichter am Himmel, die Sterne und die Positionslichter der Flugzeuge, und versuchte, unser Raumschiff auszumachen. Näherte es sich schon? Nein, es war doch wieder nur ein Flugzeug ...

Nach einer gewissen Zeit vergaß ich, warum ich hier stand, und ging weiter.

Ein Haus auf der gegenüberliegenden Seite geriet in meinen Fokus. Es war teilweise abgerissen, ein Kran mit Abrisskugel stand auf dem Grundstück. Im ersten Stock lag der Blick frei auf ein Jugendzimmer. Eine bunt gestrichene Wand war mit Bandpostern übersät. Die Baustelle war hell ausgeleuchtet und wirkte fremdartig, unwirklich, ja fast bizarr. Ich verharrte in Betrachtung dieses Anblicks, versenkte mich immer mehr in eine meditative Stimmung. Schließlich kippte das Bild und ich hatte eine Erleuchtung. Die gesamte Siedlung, die ich in den letzten Stunden durchstreift hatte, stellte eine Landkarte meiner Kindheit und Jugend dar. Jedes Gebäude entsprach einer Erinnerung, einer Begebenheit, einer bestimmten Stimmung. Und dieses Haus hier, diese Baustelle, gemahnte mich an nicht gelebte unterdrückte Aggressionen in meiner Kindheit. Ich war fasziniert, aber auch etwas traurig. Nur schwer löste ich mich von dem Anblick und ging weiter.

Als Nächstes durchquerte ich mehrere Straßen. Die letzte führte bergabwärts. Die Siedlung wurde zu einer kleinen Stadt. Laternen tauchten die Straße in ein gespenstisches Licht. Nur wenige Autos waren unterwegs. Ein Wagen hatte im Kennzeichen »km« stehen, gefolgt von einer Zahl. So viele Kilometer musste ich also noch laufen, bis ich mein Ziel erreichte. Wenigstens einmal eine konkrete Angabe! Ich passierte ein sehr altes und kleines Fachwerkhaus, in dem ein Café oder eine Gaststätte untergebracht war. Es war noch geöffnet. Aus den niedlichen kleinen Fenstern waberte warmes einladendes Licht auf den Gehweg. Dieses Licht zog mich förmlich in die Gaststätte. Ich kehrte um und trat ein.

Im Erdgeschoss befanden sich ein paar Holztische und eine urige Bar, der Gastwirt sah mich ohne merkbare Regung an. Ich grüßte und stieg über eine enge Wendeltreppe in den ersten Stock. Dort setzte ich mich an einen freien Tisch und überlegte, was wohl als Nächstes passieren würde. Nur ein weiterer Tisch war besetzt, an ihm saßen eine sehr junge Frau, kaum älter als ich selbst, und zwei Frauen im mittleren Alter. Sie schauten kurz zu mir herüber und vertieften sich dann wieder in ihr Gespräch. Langsam wärmte ich mich auf. Ich merkte jetzt erst, wie durchgefroren ich gewesen war. Mit einem Mal bekam ich Lust, eine Zigarette zu rauchen. Ich hatte mein Portemonnaie nicht dabei, also ging ich zu den drei Frauen und fragte freundlich, ob ich eine Zigarette haben könnte. Die junge Frau bot mir eine an und gab mir Feuer. Eine der beiden älteren Frauen, die zwischendurch immer mal wieder zu mir herübergeblickt hatte, fragte, ob ich mich nicht zu ihnen setzen wolle. Dankend nahm ich das Angebot an.

»Wie geht es Ihnen und was hat Sie nach Jesteburg verschlagen?«, fragte sie interessiert.

Ich war also im Laufe des Tages bis nach Jesteburg gelaufen. Bereitwillig erzählte ich von den Abenteuern, die ich in den letzten Stunden erlebt hatte. Die Frauen warfen sich bedeutsame Blicke zu, was ich nicht richtig bemerkte.

»Und wo wohnen Sie?«

»Ich wohne bei meinen Eltern, hier in der Lüneburger Heide.«

Sie fragten nach meiner Telefonnummer. Mit einiger Mühe und nach mehreren Anläufen bekam ich meine eigene Telefonnummer zusammen. Die jüngere Frau ging zum Telefonieren an die Bar.

»Wie es Ihnen gerade geht, das ist uns gar nicht so unbekannt«, erklärte mir eine der älteren Frauen mit ruhiger Stimme. »Die junge Frau, die bei uns sitzt, hat schon ganz ähnliche Dinge wie Sie erlebt. Sie hat Ihre Eltern angerufen, sie sind auf dem Weg hierher.«

Da sie alle drei sehr behutsam und besonders freundlich mit mir umgingen, fühlte ich mich bei ihnen wohl. Ich ließ mich auf einen Tee einladen und erklärte mich bereit, mit ihnen zusammen auf meine Eltern zu warten. Langsam kam ich etwas zu mir, vielleicht durch die Fürsorge dieser Frauen, vielleicht auch aus anderen Gründen. Mir wurde bewusst, dass ich seit fast vierundzwanzig Stunden unterwegs war, ohne Schlaf und ohne Nahrungsmittel. Eine große Erschöpfung erfasste mich. Nach einer Dreiviertelstunde tauchten meine Eltern auf. Natürlich hatten sie sich große Sorgen gemacht. Meine Freunde hatten ihnen nur sagen können, wann ich am Vorabend weggefahren war. Und dass zu diesem Zeitpunkt eigentlich alles normal mit mir gewesen sei. Nun waren sie unheimlich erleichtert, mich körperlich unversehrt in ihre Arme schließen zu können. Sie bedankten sich sehr bei den drei Frauen und nahmen mich mit nach Hause.

Am nächsten Morgen, nach einem unruhigen Schlaf, fuhren wir zusammen zu Dr. Lukasch. Der Arzt hörte sich in Ruhe an, wie es mir ergangen war. Ich war immer noch etwas durcheinander und konnte nicht richtig zwischen meiner und seiner Realität unterscheiden. Wahn und Wirklichkeit waren bei mir vermischt. Ein Teil von mir war aufgekratzt und begeistert von den erneuten Wahnideen, wobei ich den Arzt heimlich für ein Mitglied einer gegen mich gerichteten Verschwörung hielt. Daher misstraute ich ihm und erzählte nicht alles, was mir durch den Kopf ging.

Aber in kurzen, helleren Momenten meldete sich ein anderer Teil von mir: Welche meiner Gedanken waren wahnhaft und welche »normal«? Wie konnte ich das selbst unterscheiden? Wie krank war ich wirklich? Wie sollte es jetzt weitergehen? Diese Sorgen behielt ich allerdings für mich, zu schmerzhaft wäre es gewesen, sie auszusprechen und damit noch realer werden zu lassen. Dr. Lukasch verschrieb mir ein Neuroleptikum gegen die psychotischen Symptome und wies mich an, die Pillen täglich zu nehmen. Einen erneuten Krankenhausaufenthalt schien er nicht für notwendig zu halten. Wir holten das Medikament aus der Apotheke und fuhren wieder nach Hause. Obwohl das Medikament mehrere Wochen braucht, um seine volle Wirkung zu entfalten, ging es mir schnell besser. Mein zweiter psychotischer Schub war offenbar etwas glimpflicher abgelaufen als der erste im Februar.

Nun wurde ich also auf Medikamente eingestellt. Eine Vorstellung, an die ich, der ich nie ernsthaft krank gewesen war, mich erst einmal gewöhnen musste. Etwa zu dieser Zeit bekam ich Post vom Zivildienstamt. Man hatte mich wegen der psychischen Erkrankung dienstuntauglich ausgemustert. Ich verstand das als positive Nachricht, war ich doch nun endgültig frei, zu tun, was ich wollte. Sicher hätte ich gerne noch länger mit den Kindern und Jugendlichen in der Tagesstätte gearbeitet. Aber ich wusste auch, dass ich dazu momentan einfach nicht in der Lage war.

Ein paar Tage nachdem ich angefangen hatte, das Medikament einzunehmen, erlebte ich etwas sehr Schmerzhaftes: einen Starrkrampf im Halsmuskel. Ich war gerade zu Hause in der Küche und machte mir eine Kleinigkeit zu essen. Da wurde mein Kopf auf einmal wie von einer unsichtbaren Kraft nach links auf die Schulter gezogen. Ich versuchte zunächst, den Kopf wieder gerade zu biegen, was mir kein bisschen gelang. Dann wurde der Schmerz im Hals heftiger. »Unangenehm« ist gar kein Ausdruck für das, was ich nun erlebte. Ich hatte das Gefühl, dass mein Hals jeden Moment durchbricht.

Panik, ja echte Todesangst erfüllte mich. Zum Glück war mein Vater gerade da. Ich alarmierte ihn und er fuhr mich sofort zu Dr. Lukasch. Auf dem Beifahrersitz litt ich riesige Qualen, der Krampf hörte einfach nicht auf. Beim Arzt angekommen, wurde ich in einen kleinen Raum mit einer Liege geführt. Ich legte mich hin und bekam sofort eine Spritze in den Unterarm. Von einem Augenblick auf den anderen verschwanden die Schmerzen und der Krampf. Ich war unsagbar erleichtert. Solch einen Schmerz hatte ich noch nie zuvor erlebt. Von der Spritze verschwand aber nicht nur der Krampf. Mein gesamter Körper entspannte sich völlig und fühlte sich sehr leicht an. Ich war richtiggehend high, schwebte wie auf Wolken. Ich lächelte meinen Vater, der mich besorgt angeblickt hatte, an und erklärte mit matter Stimme, dass es mir jetzt besser ginge.

Das Medikament, das mir gespritzt worden war, musste ich fortan ebenfalls täglich in Tablettenform einnehmen. Bei dem Neuroleptikum, das ich bereits bekam, beobachtete man oft die von mir erlebte Nebenwirkung. Man bezeichnet sie als Frühdyskinesien, es handelte sich dabei um unwillkürliche Bewegungen bis hin zu krampfartigen Anspannungen von einzelnen Muskeln. Mit dem Wirkstoff Biperiden, den ich nun bekam, lässt sich die Nebenwirkung gut in den Griff bekommen. Es gefiel mir nicht, dass ich ein weiteres Medikament nehmen musste, aber ich konnte es wohl nicht ändern. Ich hatte natürlich nur wenig Lust, so einen Krampf noch einmal zu erleben.

Wenige Tage später zog ich mit meiner Familie um. Das Café, das meine Eltern in unserem Wohnhaus, einem großen, alten Bauernhaus nahe der Innenstadt, eingerichtet hatten, lief leider nicht so besonders. Meine Eltern hatten einen hohen Kredit aufgenommen, um unser Haus entsprechend umzubauen und um das Café einzurichten. Nun konnten sie diesen Kredit nicht mehr bedienen. Schweren Herzens hatten sie sich dazu entschlossen, das Café aufzugeben und das Fachwerkhaus, in dem wir Kinder aufgewachsen waren, zu verkaufen, um sich finanziell zu sanieren. Ein Käufer war gefunden und es ging auf einen Bauernhof in der Nähe. Dort bezogen wir ein Einfamilienhaus, das wir von einem befreundeten Bauern mieten konnten. Es fiel uns allen sehr schwer, unser geliebtes Heim zu verlassen. Den Kirschbaum im Garten, auf dem wir als Kinder im Sommer immer gesessen hatten. Den Dachboden, auf dem wir manches Abenteuer erlebt hatten. Und die Wohnräume, an denen unzählige Erinnerungen hingen.

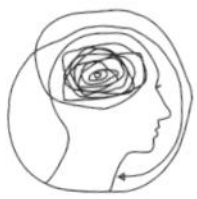

Häcklingen I

In unserem neuen Haus bewohnte ich ein kleines Zimmer im Erdgeschoss. Bett, Schrank und Schreibtisch – viel mehr passte nicht hinein. Um mein Zimmer zu erreichen, musste man durch ein Badezimmer gehen, das ich mir mit meiner Schwester Anna teilte. Meine Eltern und Alexandra schliefen im oberen Stock und nutzten ein separates Bad. Wir hatten uns schon ein wenig in unserem neuen Heim eingewöhnt. Ein dichter Wald, sattgrüne Wiesen und weite Felder luden zu langen Spaziergängen ein. Oft war ich stundenlang mit unserem Golden Retriever unterwegs, ansonsten besuchte ich Freunde und vor allem Angela. Ich spürte, dass sie sehr an mir hing.

Wenn ich nicht unterwegs war, empfand ich eine gewisse Leere. Durch die Medikamente konnte ich mich nur schlecht konzentrieren und ich wurde immer unsicherer, ob ich wie geplant ein Studium im Herbst würde aufnehmen können. Aber für Angela wollte ich stark sein. Vor ihr riss ich mich zusammen, um für sie eine Art Fels in der Brandung zu sein.

Vier Wochen nachdem ich auf Medikamente eingestellt worden war, bemerkte ich eine auffällige Hautirritation. Überall auf meinen

Armen und Beinen tauchten kleine rote Punkte auf, die leicht juckten. Ich konsultierte Dr. Lukasch, der es für eine weitere Nebenwirkung des Neuroleptikums hielt. Er verschrieb mir ein anderes Arzneimittel, das diese Nebenwirkung nicht zeigte. Doch das neue Medikament tat mir überhaupt nicht gut. Schon zwei Tage nach der ersten Einnahme litt ich unter starker Müdigkeit, Schlappheit und allgemeiner Abgeschlagenheit. Am darauffolgenden Tag konnte ich kaum das Bett verlassen; ich fühlte mich wie gelähmt, war völlig paralysiert.

Als sich mein Zustand auch in den nächsten Tagen nicht besserte, fuhr mich meine Mutter erneut zu Dr. Lukasch. Der Arzt empfahl einen stationären Aufenthalt und stellte eine Überweisung für die psychiatrische Klinik in Häcklingen bei Lüneburg aus. Ich fühlte mich nicht wohl bei dem Gedanken, aber ich war mit der Situation und in meinem Zustand heillos überfordert. So nickte ich die Einweisung ab und ließ mich von meiner Mutter willenlos in die Klinik kutschieren. Erst vor Ort dämmerte mir, was vor sich ging. Langsam regte sich Widerstand in mir. Meine Mutter verabschiedete sich schnell, da sie zur Bäckerei in den Verkauf musste. Ich fühlte mich verraten und verkauft.

Beim Aufnahmegespräch saß ich einem Arzt gegenüber, der mir vom ersten Moment an unsympathisch war. Auf seine Fragen antwortete ich sehr einsilbig und teilweise mit großer Verzögerung. Abgehackt brachte ich hervor, dass mich in den letzten Tagen eine gewisse innere Leere befallen hatte. Ob das mit dem neuen Medikament zu tun hatte oder mit meiner persönlichen Situation, das vermochte ich nicht zu beurteilen. Ich machte insgesamt einen sehr gehemmten, ratlosen, ängstlichen und misstrauischen Eindruck. Während dieses sehr unangenehmen Gesprächs reifte in mir der Entschluss, mich bei nächster Gelegenheit abzusetzen.

Man wies mir ein Zimmer auf der offenen Station zu und erklärte mir kurz, wo sich was befand. Da es Zeit zum Mittagessen war, ging ich direkt mit ein paar anderen Patienten in ein Nebengebäude, in dem der Speisesaal für das gesamte Krankenhaus lag. Kein Pflegepersonal weit und breit. Ich fühlte mich unbeobachtet.

Nach dem Essen erkundete ich den Garten hinter dem Hauptgebäude. Die Klinik lag am Rand des kleinen Örtchens Häcklingen, das offiziell ein Stadtteil Lüneburgs war, tatsächlich aber durch einen größeren Wald von der eigentlichen Stadt getrennt war. Der schattige Garten der Klinik war durchzogen von großen alten Bäumen, vor allem Buchen und Eichen, und endete ohne Umzäunung an einem Rapsfeld. Ich drückte mich möglichst unauffällig am hinteren Ende des Gartens herum und versuchte dabei herauszufinden, ob mich jemand beobachtete. Aber die wenigen Patienten, die sich im Garten verloren, achteten überhaupt nicht auf mich. Klinikpersonal war erst recht nicht in Sicht.

Mein Entschluss war gefasst, die Gelegenheit schien günstig. Nach einem letzten Blick zurück verschwand ich vom Klinikgelände. Ich ging am Rande des Feldes entlang, bis ich einen Weg erreichte. Weder wusste ich, wohin ich gehen sollte, noch, was ich jetzt überhaupt vorhatte. Ich wollte einfach nur weg, weg von diesem unsympathischen Arzt und von dieser Einrichtung, die einen sehr trostlosen verlorenen Eindruck auf mich gemacht hatte.

Nach einem kurzen Moment des Zögerns wand ich mich nach rechts und marschierte los. Es wurde ein langer Marsch. Den gesamten Nachmittag lief ich immer weiter, völlig ohne Plan. Ich kam durch kleinere Wohngebiete, passierte endlose Felder, sah immer wieder Pferdekoppeln. Einmal lief ich durch eine Kleingartensiedlung. Es war ein warmer Frühsommertag, die Sonne brannte vom Himmel und die Luft war erfüllt vom Summen und Brummen der Insekten. Ich war orientierungslos – ich konnte nicht sagen, ob ich immer in eine Richtung lief, im Zickzack oder im Kreis. Verzweiflung stieg in mir hoch. Meine Optionen schienen auf null zu schrumpfen. Ich war offensichtlich psychisch krank, die Medikamente machten mich völlig fertig, aber eine Krankenhausbehandlung war für mich nicht denkbar, denn im Aufnahmegespräch war ich gänzlich unfähig gewesen, normal zu kommunizieren. Ich dachte immer stärker über Suizid nach.

Im Nachhinein weiß ich, dass ich eigentlich nur der Situation entfliehen wollte, doch damals schien es vollkommen richtig. Vielleicht war es eine Mischung aus beginnender Depression und Nebenwirkung des Neuroleptikums. Ich wägte meine Möglichkeiten ab. *Von einem hohen Gebäude stürzen!* Ich sah mich um. Weit und breit war nichts Derartiges zu sehen. Auch auf meiner stundenlangen Wanderung war ich an nichts vorbeigekommen, was diesen Zweck hätte erfüllen können. Ich überlegte hin und her.

Verdursten oder verhungern! Ich würde mir einfach ein stilles Plätzchen im Wald suchen und abwarten, bis ich verdursten oder verhungern würde. Sicher würde das einige Tage dauern. Aber ich konnte sehr geduldig sein. Mittlerweile hatte die Dämmerung eingesetzt. Ich entdeckte eine größere bewaldete Stelle, verließ den Weg und stapfte ins Unterholz. Nachdem ich weit genug vom Weg entfernt war, um nicht mehr gesehen zu werden, suchte ich mir einen Baum aus, setzte mich ins Gras und lehnte mich gegen diesen Baum. Nun hieß es also abwarten. Ich sah mich um. Hinter mir entdeckte ich einen weiteren Weg, parallel zu jenem, den ich verlassen hatte. Im letzten Tageslicht sah ich ab und zu einen Jogger vorbeilaufen. Das von mir ausgewählte Wäldchen war offenbar kleiner als gedacht. Aber mir war es egal. Ich war zu erschöpft von dem langen Tagesmarsch und auch zu deprimiert, um mich aufraffen zu können und eine bessere Stelle zu suchen. Es war eine absurde Situation, wie ich dort saß und auf den Tod warten wollte, das war mir sogar selbst klar.

Sehr langsam verging die Zeit. Schrittweise wurde es dunkler. Irgendwann nickte ich für eine Weile weg. Mitten in der Nacht wurde ich wach, weil ich fror. Ein leichter Regen hatte eingesetzt, wodurch es unangenehm kühl geworden war. Mir wurde bewusst, dass ich es hier an dieser Stelle unter diesen Umständen nicht mehr lange aushalten würde. Ich kam mir unheimlich dämlich vor. Langsam stand ich auf und streckte meine verspannten Glieder. Mit steifen Schritten kehrte ich auf den Weg zurück. Ein neuer Plan musste her. Meine Möglichkeiten waren beschränkt.

Der Wanderweg lief mit einem Mal parallel zu einer Landstraße. *Vor ein Auto werfen!* Die Autos rauschten hier mit ungefähr hundert Kilometer pro Stunde vorbei. Ich musste nur schnell aus der Böschung stürzen und meine Sorgen wären aus der Welt geschafft. Entschlossen stellte ich mich in Position und wartete ab. Bei den ersten zwei Wagen fand ich nicht den Mut, zu springen. Ich schalt mich selbst für meine Feigheit. Beim nächsten Fahrzeug wagte ich es. Mit einem Satz war ich auf der Straße. Der Fahrer sah mich wohl sehr früh und riss das Lenkrad erschrocken nach links. Er hupte und fuhr ungebremst weiter. Zitternd stand ich im Dunkeln. Mein Puls raste. Mir wurde klar, dass ich einen weiteren Versuch nicht bringen würde. Zu unheimlich und einschüchternd waren die Gedanken gewesen, die mir im Sprung durch den Kopf geschossen waren: der Schmerz, der mich erwarten würde. Zudem schreckte mich die Vorstellung ab, durch meine Aktion nicht zu sterben, sondern vielleicht »nur« im Rollstuhl zu enden. Ich musste mir etwas anderes einfallen lassen.

So stolperte ich weiter durch den dunklen Wald, bis ich einen Fluss erreichte, vielmehr einen breiten Bach. *Ertrinken!* Ich könnte mich ertränken! Überlegend stand ich neben dem Flusslauf. Noch zögerte ich. Stünde ich erst im Wasser, mit nassen Klamotten, würde es kein Zurück mehr geben. Zumindest würde ich keine Möglichkeit haben, meine Kleidung zu trocknen, wenn auch dieser Versuch fehlschlug. Ich trieb mich zur Tat und stieg in den Bach. Meine Schuhe liefen voll Wasser. Der erste Schritt war getan, jetzt konnte ich auch genauso gut weitermachen. Ich stakste in die Mitte des Bachs. Meine Hose sog sich voll. Das Wasser reichte mir nur bis zu der Hüfte. Na super! Unwillkürlich musste ich an einzelne Schulkameraden denken. Wenn sie mich jetzt so sehen würden. Was würden sie wohl von mir halten? Aber es nützte alles nichts. Ich tauchte unter Wasser. Da ich immer schon viel und gerne geschwommen war, konnte ich recht lange die Luft anhalten. Nach einer knappen Minute wurde die Luft knapp. Ich versuchte, unter Wasser zu bleiben. Ich kämpfte gegen den Atemreflex an. Aber der natürliche Überlebenstrieb überwältigte mich nach wenigen Sekunden. Prustend und nach Luft schnappend tauchte ich auf. Ein ganz toller Plan. Nun stand ich komplett durchnässt im Wasser. Ich versuchte erst gar nicht, noch einmal zu tauchen, denn es würde nicht funktionieren.

Niedergeschlagen kletterte ich die Böschung hoch, zurück auf den Weg. Ich schlotterte vor Kälte. Es regnete stärker – ich kapitulierte. Nichts mit Umbringen. Ich würde in die Klinik zurückkehren und schauen, was hier auf mich zukam. Doch erst einmal musste ich da hinkommen. Und ich musste vor allem aus den nassen Klamotten heraus. Ich stapfte los, so wie ich war. Nach einer ganzen Weile erreichte ich ein allein stehendes Bauernhaus, das an einer vierspurigen Straße lag. Ich wusste nicht, wie spät es war. Noch war es stockdunkel, es musste mitten in der Nacht sein. Aber ich brauchte Hilfe, also nahm ich meinen ganzen Mut zusammen und klingelte. Niemand öffnete mir, nichts regte sich in dem Haus. Scheiße. Es blieb mir nichts anderes übrig, ich musste weiterlaufen.

In der Hoffnung, bald Schilder zur Orientierung zu finden, hielt ich mich an der breiten Straße, bis ich an eine Kreuzung kam. In einer Richtung war die Psychiatrische Klinik ausgeschildert. Es war ein kleines Wunder, ich war auf meinem Tagesmarsch offenbar in einem sehr großen Kreis gelaufen, denn ich war ganz in der Nähe der Klinik. Erleichtert machte ich mich auf den Weg und erreichte innerhalb kurzer Zeit das Klinikgelände.

»Na, haben wir einen kleinen Ausflug gemacht?«, begrüßte mich der Nachtpförtner recht freundlich.

Tropfend stand ich vor ihm. Es war fast sechs Uhr morgens, mein »Ausflug« hatte achtzehn Stunden gedauert.

Der diensthabende Stationsarzt empfing mich aufgeregt. Er wollte sich sofort mit mir unterhalten.

»Haben Sie wieder Stimmen gehört? Sind Sie deshalb weggelaufen?«

Außerdem machte er mir Vorwürfe, dass ich mich ohne Abmeldung entfernt hätte. Barsch wies ich ihn ab. Ich wollte eine heiße Dusche und dann möglichst schnell ins Bett.

»Reden können wir auch später!«, raunzte ich ihn an.

Als ich mich ausgeschlafen hatte, wurde ich sofort zu ihm zitiert. Ich wich den Fragen über meinen Ausflug aus. Nein, ich hätte keine Stimmen gehört, das machte ich deutlich. Dass mich Suizidgedanken befallen hatten, verschwieg ich.

»Ich wollte einfach nur weg, für eine Weile«, mehr konnte mir der Arzt nicht entlocken.

Dann kam die Frage nach der weiteren medikamentösen Behandlung. Der Arzt sah ein, dass ich mit dem aktuellen Präparat nicht gut bedient war, und setzte ein anderes an, mittlerweile das dritte Neuroleptikum, das an mir ausprobiert wurde. In der Folge ließ ich mich nur zögerlich auf die Behandlung ein. Immer wieder verweigerte ich Untersuchungen und die Gabe von Medikamenten, aus Furcht, erneut so paralysiert zu sein wie durch das zweite Neuroleptikum. Ich zog mich meistens zurück in mein Zimmer und lag viel im Bett. Das Pflegepersonal suchte immer wieder das Gespräch mit mir, aber ich brach diese Kontaktversuche schnell mit der Begründung ab, dass es mir zu anstrengend sei. Manchmal hatte ich nicht einmal Lust, zu essen. Nach einigen Tagen gab ich zu, an Suizid zu denken. Daraufhin wurde mir ein weiteres Medikament gegeben, Laubeel®, das angstlösend und sedierend wirkte. Ich wurde also erst einmal ruhiggestellt.

Auf meiner Station lagen vor allem Menschen mit Alkoholproblemen oder Depressionen, die meisten waren im mittleren Alter. Nur ganz wenige Patienten hatten ähnliche Erfahrungen wie ich gemacht. Der soziale Mittelpunkt war das Raucherzimmer. Hier saßen die Patienten die meiste Zeit des Tages, tranken Kaffee und rauchten eine nach der anderen. Wenn ich eine besonders gute Phase hatte, setzte ich mich dazu und quatschte ein wenig mit den anderen. Aber gewöhnlich hielt ich es nicht lange aus; die Probleme der Alkoholiker und Depressiven bedrückten und belasteten mich noch zusätzlich. Gruppentherapeutische Angebote mied ich komplett. Ich lag lieber im Bett und pflegte meine eigene Depression, die sich immer mehr festsetzte. Manchmal erlebte mich das Personal als freundlich zugewandt, meist aber als verschlossen und misstrauisch.

So verbrachte ich die ersten zwei Wochen, regelmäßig besucht von meinen Eltern, die mich aber auch nicht wesentlich aufmuntern oder zu etwas mehr als einem kleinen Spaziergang motivieren konnten. Einmal bekam ich Besuch von meiner Schwester Alexandra. Wir verbrachten etwas Zeit im Klinikgarten, der Alexandra sehr gefiel. Als sie losmusste, begleitete ich sie noch zum Auto. Sie war mit meinem Wagen gefahren, den sie in diesen Tagen für sich benutzte. Ich wollte mich kurz zu ihr auf den Beifahrersitz setzen. Der Geruch meines Autos, die Goa-Musikkassetten und Partyflyer, die herumlagen, machten mich wehmütig. Es war noch gar nicht so lange her, dass ich mit diesem Fahrzeug auf meine geliebten bunten Partys gefahren war, immer im Verbund mit jeder Menge Freunde. Und nun? Ich kam mir vor wie ein Häufchen Elend.

»Ich halte es hier nicht mehr aus!«, flüsterte ich. Ich flehte meine Schwester an, mich mit nach Hause zu nehmen.

Alexandra wusste nicht, wie ihr geschah. Noch weniger, wie sie reagieren sollte. Sie war überfordert mit der Verantwortung, die ich in ihre Hände legen wollte. Ich bat und bettelte, weinte bitterlich. In diesem Moment überkam mich die ganze Verzweiflung meiner Situation.

»Ich kann das nicht machen«, sagte meine Schwester leise. »Zu Hause können wir dir momentan doch gar nicht helfen. Du musst hierbleiben.«

Es nützte alles nichts. Völlig fertig und mutlos verabschiedete ich mich von ihr.

Meine Stimmung war auf dem Tiefpunkt angelangt. Ich kam mit dem Stigma einer psychischen Erkrankung einfach nicht zurecht. Es belastete mich sehr, dass ich auf Station in meiner Bewegungsfreiheit eingeschränkt war, dass ich nicht mehr für voll genommen wurde und dass manche »Gesunde« mich wie einen Aussätzigen behandelten. Das angstlösende Medikament konnte nicht verhindern, dass ich mir immer konkreter über einen Suizid Gedanken machte. Am frühen Nachmittag fragte ich, ob ich ein Bad nehmen könne. Mir wurde der Raum zur Verfügung gestellt und ich schloss mich mit meinem Nassrasierer ein. Langsam stieg ich in die Wanne mit warmem Wasser. Ich löste eine einzelne Klinge aus dem Rasierer und begann mit der Arbeit. Aber ich setzte falsch an und ging nur sehr zögerlich zu Werke. Ich hatte Angst vor dem Schmerz und schaffte es nicht, wirklich tief zu ritzen. Im Nachhinein bin ich heilfroh darüber. Nachdem ich mir so ein paar Schnitte zugefügt hatte, sah ich ein, dass es wieder nichts werden würde mit meinem Plan. Ich entspannte noch ein bisschen im warmen Wasser, bis ein Pfleger klopfte.

»Alles klar da drinnen?«

»Ja, ja«, rief ich zurück. »Ich komme gleich raus.«

Als ich im Bademantel auf dem Flur stand, kam der Pfleger sofort angelaufen und wollte meine Handgelenke sehen. Alles klar, ich war aufgeflogen. Wegen akuter Selbstgefährdung wurde ich auf die geschlossene Station im Haus verlegt. Ich kam auf ein Zweibettzimmer zu einem sehr gewalttätig wirkenden, großen und stämmigen Mann. Angeblich hatte er seine Frau regelmäßig geschlagen und gehörte eigentlich in die Forensik, die Psychiatrie für Straftäter. Jedenfalls flüsterte man sich das auf der Station zu. Ich hatte einen Heidenrespekt vor diesem Mann, um nicht zu sagen Angst. Eine Verlegung in ein anderes Zimmer war in der voll belegten Station aber nicht möglich.

Ich wollte so schnell es ging runter von der geschlossenen Station, das Eingesperrtsein gefiel mir gar nicht, erst recht nicht unter diesen Umständen. Also riss ich mich zusammen und versuchte, einen stabileren Eindruck zu machen. Die Ärzte stellten meine Medikation schon wieder komplett um. Das hochpotente Neuroleptikum Lyogen® wurde durch das schwächere Orap® ersetzt, das angstlösende Laubeel® tauschte man gegen Truxal® aus. Zusätzlich verschrieb man mir in niedriger Dosierung das Antidepressivum Ludiomil® gegen die Stimmungstiefs. Ich kam mir vor wie eine wandelnde Medikamentenpackung. Über die lange Liste der möglichen Nebenwirkungen dieser ganzen Pillen lasse ich mich lieber gar nicht erst aus. Wenigstens schlief ich durch das Truxal® abends sofort ein, ohne mich noch wegen meines Zimmernachbarn zu sorgen.

Da ich mich nun spürbar kooperativer und kontaktfreudiger zeigte, wurde ich schon nach vier Tagen wieder auf die offene Station verlegt. Dort nahm ich an den gruppentherapeutischen Angeboten teil, ging in die Musik- und in die Handwerksgruppe, machte bei Ballspielen mit und besuchte die Informationsgruppe für depressiv Erkrankte. Diese wirkte auf mich wie ein trostloser Haufen, deren Mitglieder sich in zähen Beiträgen über ihre persönlichen Erfahrungen mit der Erkrankung austauschten, was mir wenig gab. Ich probierte auch eine Art Gesprächstherapie aus, wobei ich allerdings große Schwierigkeiten hatte, mich und meine Geschichte zu reflektieren und in Worte zu fassen. Vor allem das psychotische Erleben war noch sehr frisch in meiner Erinnerung und ich scheute davor, mich wirklich damit auseinanderzusetzen. Mal erlebte ich bessere, mal schlechtere Tage. Mein Konzentrationsvermögen kam aber langsam zurück.

Doch ich hatte weiterhin an nichts wirklich Interesse und empfand eine innere Leere. Mir fehlte einfach die Lebensfreude. Außerdem verspürte ich eine große Unsicherheit, wie meine Zukunft aussehen könnte. Ich wusste nicht, was ich nach dem Aufenthalt anfangen sollte und ob ich überhaupt in der Lage sein würde, mein Leben in

Angriff zu nehmen. Insgesamt blieb ich skeptisch, was den Krankenhausaufenthalt betraf.

Besondere Highlights stellten die Besuche von Freunden dar, was nicht oft vorkam. Umso wertvoller war es mir, wenn ich ein bekanntes und geliebtes Gesicht sah. Sie belebten mich. Einmal besuchte mich Bettina. Sie grüßte mich von allen aus der Clique und setzte sich für ein langes Gespräch mit mir in den Garten. Bettina war sehr daran interessiert, wie es mir ging, und ließ sich jedes Detail genau berichten.

»Alle machen sich große Sorgen um dich, die meisten gehen aber immer noch feiern und machen weiter wie bisher. Auch mit den Drogen ...«, sagte sie nachdenklich.

Meine Freunde hielten sich also noch für unverwundbar. Ich freute mich jedenfalls sehr über ihren Besuch und kostete jeden Moment aus wie einen guten Wein. Zum Abschied umarmten wir uns lange.

Ein anderes Mal kam überraschend der beste Freund meines Vaters vorbei, ein Dichter und Lyriker und mein heimliches Vorbild. Er brachte mir ein Buch als Geschenk mit: »Mit brennender Geduld« von dem chilenischen Schriftsteller Antonio Skármeta.

»Es ist die schönste Liebesgeschichte, die ich je gelesen habe«, schwärmte er.

In der Widmung schrieb er davon, dass Bücher wie gute Freunde sein können, die einen ein Leben lang begleiten. Er hatte nicht viel Zeit, aber er blickte mich aufmerksam an, während er mit seiner sanften Stimme mit mir redete. Ich fühlte mich durch seinen Besuch geehrt.

Auch Bernd fand zweimal den Weg zu mir nach Häcklingen. Ich kannte ihn erst seit einem guten halben Jahr, er war fast doppelt so alt wie ich und hatte mich vom ersten Moment an in sein Herz geschlossen. Er hatte sofort erkannt, dass ich ein Suchender wie er selbst war. Durch seine eigenen Drogenerfahrungen stand er mir sehr nah und konnte großes Verständnis für mich aufbringen. Bei seinen Besuchen entführte er mich ohne Erlaubnis vom Krankenhausgelände und setzte sich mit mir in eine Eisdiele in Lüneburg. Dort versuchte er, mir ein Gefühl dafür zu geben, meine psychotischen Erfahrungen nicht unbedingt als Krankheit zu verstehen, sondern als Einblicke in eine andere Realität, ähnlich den Erfahrungen, die man auf LSD machen konnte. Für ihn bestanden meine wahnhaften Zustände aus Botschaften, die ich nur nicht richtig verstehen und einordnen konnte, da sie zu schnell und massiv über mich gekommen waren.

»Ich denke, du bist hochsensibel und musst lernen, mit dieser Gabe umzugehen. Du solltest sie in dein Leben integrieren und nicht ausgrenzen«, schloss er seine Analyse ab.

Für den Moment war dies alles etwas viel für mich und passte auch nicht mit meiner Depression zusammen. Aber ich freute mich ohne Frage über seine Zuwendung und seine ungebrochene Sympathie mir gegenüber.

So schön diese Besuche auch waren, sie waren doch nur ein Tropfen auf dem heißen Stein. Fuhren meine Besuche nach Hause, fiel ich schnell wieder in meine lethargische Grundhaltung. In der fünften Woche meines Aufenthaltes, der Monat Juni neigte sich dem Ende zu, verschlechterte sich mein Zustand enorm. Ich brütete vor mich hin und litt wieder verstärkt unter Suizidgedanken. Nach außen versuchte ich aber, mir nichts anmerken zu lassen. Dann bekam ich wieder Hautprobleme, sicher wegen der vielen Medikamente. Ein Zivildienstleistender fuhr mich in die Stadt zu einem Hautarzt.

»Um fünf hol' ich dich wieder ab!«, verabredete er mit mir.

Ich ging in die Praxis, oder vielmehr in das Gebäude hinein und wartete ein paar Minuten ab. Die Gelegenheit schien günstig. Nachdem ich sicher sein konnte, dass der Zivi außer Sicht war, setzte ich mich ab.

Ich ging auf direktem Wege zum Bahnhof. Von früheren Besuchen in Lüneburg kannte ich mich im Zentrum einigermaßen aus. Am Automaten löste ich ein Ticket und bestieg den nächsten Zug nach Hamburg. Mein Ziel war ein hohes Gebäude, von dem ich mich stürzen wollte, ich dachte da an so etwas wie den Funkturm. Im Intercity fand ich einen Platz in einem Sechserabteil. Mit völlig fremden Menschen auf engem Raum zu sitzen, war höchst unangenehm für mich. Nach Wochen auf Station, in denen ich viel im Bett gelegen und Kontakte meist vermieden hatte, war ich an so eine Alltagssituation nicht mehr gewöhnt. Ich betete, dass mich niemand ansprach. Gleichzeitig befürchtete ich, dass die anderen Passagiere mir meine Gedanken praktisch auf der Stirn ablesen könnten. Die physische Nähe der Fremden erdrückte mich und schnürte mir den Hals zu. Ich fühlte mich sehr verletzlich.

Die knappe halbe Stunde bis nach Hamburg war eine einzige Qual. Am Hauptbahnhof bestieg ich die Linie U2 und fuhr bis zur Station Messehallen. Ich kannte mich in der Gegend aus, da ich im angrenzenden Karoviertel früher immer meine Haarfärbemittel und Secondhandkleidung gekauft hatte. Bis zum Funkturm war es von hier nur ein Katzensprung.

Schon stand ich vor dem weißen schlanken Turm und blickte zur Panoramaplattform hinauf. Der Turm war riesig, die Plattform unglaublich weit oben. Ich war völlig eingeschüchtert und gelähmt. Niemals würde ich es schaffen, im entscheidenden Moment von diesem Gebäude zu springen ... Und wie sollte das überhaupt funktionieren? In der Panoramaplattform befand sich zwar ein Restaurant, das man über einen Fahrstuhl erreichte, aber dort gäbe es sicher keine Fenster, die man einfach so öffnen konnte. Ich nahm von meinem Plan Abstand und begab mich in den Park Planten un Blomen, der auf der anderen Straßenseite begann. Dort irrte ich eine Weile planlos umher. In meiner Verzweiflung und Ratlosigkeit griff ich auf meine allererste Idee zurück: *mich selbst aushungern!* Allerdings fehlten mir die Kraft und der Antrieb, um wieder ganz aus der Stadt hinaus aufs Land zu fahren. Also suchte ich mir hier im Park eine versteckte Stelle. Nach einer längeren Tour fand ich einen geeigneten Platz. In der Nähe des Gewächshauses kroch ich unter einen großen Rhododendronstrauch und legte mich auf den nackten Boden.

Aber mein Versteck war nicht gut genug. Nach einer Weile kam eine Kindergartengruppe vorbei. Eines der Kinder bemerkte mich sofort.

»Manuela, da liegt ja einer!«, rief es seiner Betreuerin zu.

Die junge Frau zog das Kind schnell weg, sie hielt mich wohl für einen Obdachlosen. Nachdem die Gruppe weitergezogen war, kam ich vorsichtig aus meinem Versteck gekrochen. Früher als Kind hatte ich mich immer versteckt, wenn mich eine Situation überfordert hatte. Ich wiederholte offenbar ein Muster. Vielleicht war ich gar nicht so suizidal, wie ich dachte, vielleicht wollte ich einfach nur in Ruhe gelassen werden? Jedenfalls brauchte ich ein neues Versteck. Ich suchte mir einen anderen Strauch ganz in der Nähe, der mir größer erschien, und kroch tief unter seine Äste und Blätter. Wieder blieb ich eine ganze Weile unentdeckt. Langsam dämmerte es. Plötzlich ein Rascheln im Unterholz, dann das Geräusch eines sich öffnenden Reißverschlusses ganz in meiner Nähe. Da war tatsächlich ein Mann, zum Greifen nah, der sich anschickte, mich anzupinkeln. Durch die Drehung meines Kopfes wurde der Mann auf mich aufmerksam. Er erschreckte sich sehr und stolperte rückwärts weg. Ich hatte einen neuen persönlichen Tiefpunkt erreicht.

Eine Weile wartete ich ab, ob der fremde Mann jemandem Bescheid sagen würde, doch nichts geschah. Dann setzte leichter Nieselregen ein. Meine Situation wurde ungemütlicher. Die Temperatur sank, mir wurde kalt und außerdem durchnässte mich der Regen. Ich hielt noch eine gewisse Zeit aus, bis ich einsah, dass es so nicht weiterging. Ich wollte wieder ins rettende Warme. Aber ich wollte definitiv nicht zurück ins Krankenhaus. Meine Eltern! Zuhause! Es war zu verlockend.

Inzwischen war es zweiundzwanzig Uhr. Der letzte Zug fuhr in einer halben Stunde. Ich löste ein Ticket und wartete am Gleis. Dort saß ich nun mit nassen und von der Erde dreckigen Klamotten. Ich kam mir unsagbar scheiße vor und mied die Blicke der vorbeigehenden Reisenden. Im Zug suchte ich mir dann einen Platz möglichst weit weg von den übrigen Fahrgästen. Gegen Mitternacht kam ich unbehelligt in meiner Heimatstadt an. Ich nahm ein Taxi, dann stand ich vor unserem Haus. Alles war dunkel. Ich zögerte eine ganze Weile, nahm meinen ganzen Mut zusammen und klingelte. Meine Eltern waren sehr erleichtert, mich zu sehen. Die Klinik hatte sie natürlich schon telefonisch informiert, dass ich wieder ohne Nachricht verschwunden war.

»Ich habe es nicht mehr ausgehalten, ich will nicht mehr zurück«, erklärte ich kleinlaut. »Bitte nehmt mich auf, schickt mich nicht wieder weg!«

Mit traurigen Augen sah ich sie an. Meine Eltern konnten mir diesen Wunsch nicht abschlagen. Meine Mutter machte mir erst einmal etwas Warmes zu essen, dann wurde ich ins Bett gesteckt. Endlich lag ich wieder in meinem eigenen Bett, in einem Zimmer ganz für mich allein!

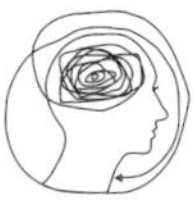

Hundert Tabletten

In den folgenden Tagen und Wochen schlaffte ich völlig ab, fühlte mich kraftlos und antriebslos. Ich zog mich immer stärker zurück und lag den ganzen Tag über in meinem Bett. Es war so ähnlich wie am Anfang in Häcklingen, nur noch heftiger, da meine Eltern mich gewähren ließen und es kein Pflegepersonal gab, das mich regelmäßig triezte. Ich vernachlässigte meine Körperpflege, duschte immer seltener und rasierte mich nicht mehr. Wieder hatte ich zu nichts mehr Lust. Schließlich kam ich nur noch zu den gemeinsamen Mahlzeiten aus meinem Zimmer.

Schon zu Beginn dieser Phase kam Angela mich besuchen. In Häcklingen konnten wir uns nicht sehen, da sie keinen Führerschein besaß, die Klinik mit öffentlichen Verkehrsmitteln nicht zu erreichen war und sie sonst auch keine Möglichkeit hatte, sich bringen zu lassen. Manchmal telefonierten wir, aber ich brachte kaum noch die Kraft auf, mich »stark« für sie zu machen. Sie spürte sicher schon, dass sie den Kontakt zu mir verlor, da ich mich immer mehr in meiner eigenen Welt verfing. Nun sollte sie also zu Besuch kommen. Meine süße Angela!

Sie wurde von ihrer Mutter gebracht, die sofort wieder vom Hof fuhr. Doch ich fühlte mich diesem Besuch nicht gewachsen. Ich schämte mich unendlich für meinen Zustand und dass ich mich so gehen ließ. Meine Familie war nicht da, ich war ganz allein im Haus. Angela klingelte. Ich zitterte am ganzen Körper. Was sollte ich nur tun? Ich konnte und wollte mich so nicht präsentieren. Vom oberen Stockwerk aus beobachtete ich Angela unauffällig durch ein Velux-Fenster. Bitte, bitte geh einfach, dachte ich. Sie stand immer noch an der Tür und klopfte. Dann rief sie mich.

»Bitte lass mich doch rein! Ich komm doch jetzt nicht nach Hause!«

Ich litt Höllenqualen, es war mir alles so unangenehm und peinlich. Sie war so nah. So gerne hätte ich sie in meine Arme genommen, gedrückt und gestreichelt, den Duft ihrer Haare in mich aufgenommen. Aber es ging einfach nicht. Angela klopfte noch eine ganze Weile weiter und rief mich. Sie ging auch um das Haus und schaute durch das Fenster meines Zimmers. Aber alles war vergeblich. Ich traute mich nicht, vor sie zu treten, so leid es mir auch tat. Schließlich gab sie auf. Sie ging zum Nachbarhof, vermutlich um ihre Mutter anzurufen. Ich sah sie noch länger bei uns auf dem Hof herumstehen und warten. Mir war klar, dass ich sie vorerst das letzte Mal sehen würde. Dann kam ihre Mutter und sie fuhren vom Hof. Angela war weg. Scheiße, scheiße, scheiße! Was war nur los mit mir, was war aus mir geworden? Ich versank in Selbstmitleid und Traurigkeit.

Meine Eltern hielten immer mehr eine Gesprächstherapie für nötig und sinnvoll. Es dauerte eine Weile, dann stimmte ich zu. Einmal die Woche sollte ich ambulant zu einer einstündigen Sitzung in die Klinik in Häcklingen kommen. Behandelt wurde ich von einer Ärztin, die ich schon während meines stationären Aufenthaltes als Gesprächstherapeutin kennengelernt hatte. Sie war Mitte vierzig und machte einen kompetenten Eindruck auf mich. Vor allem aber strahlte sie eine große Ruhe aus und ging sehr geduldig mit mir um. Ich selbst hatte natürlich große Probleme mit diesem wöchentlichen Termin. Zum einen war es für mich eine Tortur, mich außerhalb meines Zimmers zu bewegen, da ich zunehmend soziophob wurde. Zum anderen ging die einstündige Sitzung für mich nur sehr langsam und qualvoll vorüber. Ich konnte mich nur schlecht konzentrieren. Durch einen gewissen Unwillen fand ich bloß zögerlich Antworten auf ihre Fragen. Am besten ging es mir, wenn ich anschließend wieder zu Hause war, da der Folgetermin dann so weit wie möglich entfernt war.

Weil der Ärztin mein Zustand – meine sich verschärfende Depression – nicht verborgen blieb, schlug sie nach ein paar Wochen einen erneuten stationären Aufenthalt vor. Nach Häcklingen wollte ich aber auf keinen Fall noch einmal. Dort waren fast keine Patienten in meinem Alter, die meisten waren zudem Alkoholiker. Ich machte deutlich, dass ich mich hier sehr unwohl und verloren gefühlt hatte. Die Ärztin sah sich netterweise nach einer alternativen Einrichtung um. Sie empfahl eine Klinik in der Nähe von Dortmund, das Gemeinschaftskrankenhaus in Herdecke. Dort gab es eine psychiatrische Abteilung für Jugendliche und junge Erwachsene, die bereit war, mich aufzunehmen. Es handelte sich bei dem Krankenhaus um eine der wenigen anthroposophisch ausgerichteten Kliniken Deutschlands, das heißt, ihr Leitbild war vom Menschenbild Rudolf Steiners geprägt. Der Begründer der Waldorfschulen hatte einen ganzheitlichen Ansatz bei Erziehung, in der Kunst, der Medizin und der Landwirtschaft vertreten. Anna und Alexandra waren ein paar Jahre auf eine

Waldorfschule gegangen, daher war uns das anthroposophische Konzept vertraut. Meine Eltern freuten sich sogar sehr über den Vorschlag mit Herdecke, auch weil sie mit meiner Betreuung total überfordert waren. Sie hatten mich die ganzen Wochen in Watte gepackt, waren einfach zu nah dran an mir, um konsequent und hart gegen meinen Rückzug anzugehen. Eine solche Kompetenz konnte ja auch niemand von ihnen erwarten. Ich machte gute Miene zu diesen Plänen, in Wirklichkeit trug ich mich aber schon wieder mit Fluchtgedanken.

Die stationäre Aufnahme war für Ende August geplant. Wenige Tage vorher verschwand ich im Morgengrauen. Ich ging zu den Bahnschienen, die in der Nähe unseres Hauses vorbeiliefen. Neuer Plan: *vor den Regionalzug werfen!* Ich positionierte mich im Gestrüpp neben dem Bahndamm. Nicht lange dauerte es, da kam der erste Zug. Er tutete schon von Weitem. Es dauerte noch über zwei Minuten, bis er in Sicht kam. In dieser Zeit wurde ich sehr nervös und war super aufgeregt. Dann kam er immer näher. Die beiden Lichter des Triebwagens schnitten Kegel in die neblige Luft. Ich versuchte, den richtigen Moment abzupassen. Jetzt? Jetzt? Meine Beine waren wie gelähmt. Ich war restlos eingeschüchtert von dem schweren mächtigen Koloss, der da auf mich zuraste. Jetzt?

Nein, ich schaffte es nicht. Keine Chance. Der Zug sauste vorbei. Erde wirbelte auf. Dann war es wieder still um mich herum. Mann, Mann, Mann! So langsam hing es mir zum Hals raus. Egal, was ich auch plante und anstellte, es wollte mir nicht gelingen, beziehungsweise: In letzter Konsequenz verließ mich immer der Mut. Mit hängendem Kopf trottete ich die Schienen entlang. Planlos, mal wieder. Aufgeschmissen. Ich gelangte an einen Jägerstand, einen Hochsitz und kletterte hinauf. Dort verbrachte ich ratlos und grübelnd den Tag. Gegen Abend beschloss ich, meine Fluchtaktion aus Mangel an Alternativen abzubrechen und nach Hause zu laufen. Meine Mutter empfing mich aufgeregt an der Tür.

»Florian! Was machst du denn schon wieder?«

Ihr war die Sorge und Erleichterung gleichzeitig anzusehen.

»Bitte schickt mich nicht nach Herdecke. Ich hab' solche Angst. Es überfordert mich.«

Unglücklich versprach ich, dass ich mir in Zukunft Mühe geben wollte, aufzustehen und wieder mehr am Leben teilzunehmen. Meine Eltern ließen mich ein weiteres Mal gewähren. Doch es wurde nicht besser mit mir. Ich zog mich wieder zurück in mein Bett und lehnte es ab, weiter zur ambulanten Gesprächstherapie nach Häcklingen zu fahren. Meine Eltern guckten sich das mehrere Wochen an. Dann führten sie ein ernstes Gespräch mit mir.

»So geht es nicht weiter, Florian!«, machte meine Mutter deutlich.

Sie hätten nicht die Kraft und die Möglichkeit, mich aus dem Bett zu holen, und sie seien in ihrer Hilflosigkeit total verzweifelt. Aus ihrer Sicht führe kein Weg an einem erneuten Krankenhausaufenthalt vorbei.

Was blieb mir anderes übrig? Neue Versprechungen, dass ich mich bessern könnte, würden nicht glaubhaft sein, das war mir nach den letzten Wochen klar. Ich stimmte also einem Aufnahmetermin mit der Klinik in Herdecke zu.

Doch schon am nächsten Tag fuhr ich mit meinem Auto in die Stadt. Meine Eltern waren gerade beide in der Bäckerei, sie bekamen von meinen Plänen nichts mit. Ich ging in eine Apotheke und besorgte mir Schlaftabletten. Dazu dachte ich mir eine Geschichte aus, dass meine Mutter länger für einen Urlaub ins Ausland fahre und einen größeren Vorrat an Schlaftabletten benötige. Ich bekam eine Packung Hoggar Night®, ein nicht verschreibungspflichtiges Präparat, das stark sedierend wirkt. In der Packung waren zwanzig Tabletten. Das kam mir etwas wenig vor, also fuhr ich in eine zweite Apotheke, tischte dieselbe Geschichte auf und erhielt eine weitere Schachtel. Als meine Eltern am Abend schlafen gingen, holte ich die versteckten Packungen hervor und begab mich in mein Badezimmer. Entschlossen befreite ich die Tabletten von ihrer Verpackung und schluckte jeweils vier auf einmal mit Wasser. Ich dachte nicht darüber nach, was ich da machte, sondern führte diese Prozedur einfach wie ein Roboter aus. Nachdem ich alle Tabletten runtergespült hatte, legte ich mich wieder ins Bett. Was würde jetzt passieren?

Natürlich war ich sehr aufgeregt, ich hatte auch Angst, was mich auf der anderen Seite erwarten würde. Gab es überhaupt eine andere Seite? Wie würde es sich anfühlen, tot zu sein? Was würde aus meinem Bewusstsein werden, das für mich selbst schon immer da war? Ich wusste keine Antwort auf diese Fragen, wer weiß die schon. Aber ich ging davon aus, dass mich diese Tat von meinen quälenden Problemen erlösen würde.

Nach einer Weile bemerkte ich eine gewisse Mundtrockenheit, sonst nichts. Irgendwann schlief ich ein. Am nächsten Morgen weckte mich meine Mutter. Ich war noch am Leben, die Aktion war gescheitert. Im Laufe des Tages fühlte ich mich extrem müde und schlapp, außerdem hatte ich starke Kopfschmerzen und trank sehr viel Wasser. Und das war es auch schon. Vierzig Schlaftabletten und mein Körper hatte sie einfach so weggesteckt. Es half nichts, ich musste noch mal los.

Drei Tage später fuhr ich wieder in die Stadt. Diesmal klapperte ich ganze fünf verschiedene Apotheken ab. Es war ein Donnerstag. Meine Mutter war in der Sauna, mein Vater war früh zu Bett gegangen. Gegen zwanzig Uhr ging ich ins Badezimmer. Ich hatte die Einnahme von hundert Tabletten vor mir. Es artete in Arbeit aus, sie alle herunterzuschlucken. Wie beim ersten Versuch nahm ich jeweils vier Tabletten gleichzeitig ein und arbeitete mich systematisch durch die fünf Packungen. Es dauerte fast eine Viertelstunde, alle Tabletten zu schlucken. Gegen Ende wurde es immer schwieriger und unangenehmer, da ich bei jeder Tablettengabe gegen einen starken Würgreiz ankämpfen musste. Zudem hatte ich einen bitteren unangenehmen Geschmack auf der Zunge.

Dann war es geschafft. Ich legte mich in mein Bett und hatte gemischte Gefühle. Zum einen gratulierte ich mir zu meiner Konsequenz. Diesmal würde es wirklich klappen, hundert Tabletten erschienen mir mehr als genug. Zum anderen war ich entsetzt von meiner eigenen Tat. Was hatte ich da in Gang gesetzt?

Ich würde wirklich sterben?! Aber nun war es nicht mehr aufzuhalten, dachte ich. Ich beobachtete meine Körperfunktionen, meinen Herzschlag und meine Atmung mit Argusaugen. Veränderte sich schon etwas? Eine Stunde verging, mir war nur wieder übel. Dann bemerkte ich, dass mein Herz schneller schlug. Es fühlte sich irgendwie hektisch und aufgeregt an. Gleichzeitig wurde meine Atmung langsamer und flacher. Immer wieder drohte ich, wegzunicken, zwang mich aber jedes Mal, wach zu bleiben. Manchmal setzte mein Atem für einen Moment ganz aus, ich tat dann anschließend einen großen Atemzug. Mein Herz schlug nun ebenfalls langsamer. Panik erfasste mich. Was hatte ich nur getan? Ich wollte doch gar nicht wirklich sterben! Ich wollte nur dieses Leben nicht mehr leben, oder besser: Ich kam mit den Umständen meines Lebens nicht klar, ich wünschte mir ein anderes, besseres Leben. Sicher ging es den meisten, die sich suizidieren, eigentlich so. In späteren Gesprächen mit anderen Patienten, die Ähnliches durchlebt hatten, verfestigte sich meine Theorie.

Als ich dachte, ich würde es nicht mehr lange schaffen, wach zu bleiben, ging plötzlich meine Zimmertür auf. Meine Mutter war von der Sauna zurück und wollte noch einmal nach mir sehen und Gute Nacht sagen. Es war eher ungewöhnlich, normalerweise kam sie so spät nicht mehr in mein Zimmer. Aber an diesem Tag muss sie eine Eingebung gehabt haben – zum Glück! Ich setzte mich mühsam auf und sah meine Mutter mit weit aufgerissenen Augen an. Sie merkte sofort, dass etwas nicht in Ordnung war.

»Florian, was hast du denn?«, fragte sie alarmiert.

»Mir geht es gar nicht gut«, brachte ich mühsam hervor. »Ich habe Scheiße gebaut. Ganz viele Tabletten geschluckt.«

»Was für Tabletten?«

Meine Mutter sah mich entsetzt an.

»Schlaftabletten«, krächzte ich weinerlich.

Sofort half sie mir aus dem Bett und brachte mich ins Badezimmer. Ich sollte mich vor die Kloschüssel knien.

»Steck dir einen Finger in den Hals, schnell!«

»Das konnte ich doch noch nie«, schluchzte ich.

Meine Mutter lief in die Küche und holte ein Glas warmes Wasser, in das sie Salz tat.

»Hier, trink das!«

Durch unsere hektische Aktivität wurde meine jüngste Schwester Anna wach. Auf einmal stand sie neben meiner Mutter und schaute uns mit großen Augen an. Sie bekam den Schock ihres Lebens, als sie begriff, was da vor sich ging. Ich erbrach schließlich einen Haufen der weißen Tabletten, vielleicht zwanzig oder dreißig Stück. Mehrmals hing ich über der Toilettenschüssel. Meine Mutter hatte in der Zwischenzeit den Notruf gewählt, Rettungswagen und Notarzt waren auf dem Weg. Ich war erschöpft und wollte mich wieder hinlegen.

»Auf keinen Fall!«, rief meine Mutter. »Du musst jetzt wach bleiben, du setzt dich hin!«

Innerhalb kürzester Zeit trafen die Rettungssanitäter ein. Ich zeigte ihnen eine Packung der Schlaftabletten, damit sie wussten, womit sie es zu tun hatten. Sie verfrachteten mich sofort in ihr Fahrzeug.

Im Rettungswagen legte ich mich hin, vom Notarzt bekam ich erst einmal eine Spritze in den Unterarm. Einer der Sanitäter maß meine Vitalzeichen, der andere fuhr los zum Krankenhaus. Ich weiß nicht mehr im Einzelnen, wie es dann weiterging, die nächsten zwei Stunden liegen in einem gewissen Nebel. Aber ich kann mich erinnern, dass ich auf der Fahrt im Rettungswagen mit der linken Hand, mit Daumen und Zeigefinger, etwas festhalten sollte, woran ein längeres schwarzes Kabel hing. Mehrmals nickte ich weg und das Ding fiel mir aus der Hand. Der Sanitäter beobachtete mich genau und weckte mich jedes Mal sofort wieder auf.

»Nicht einschlafen hier! Schön wach bleiben.«

Ich erinnere mich auch noch, dass ich nach oben blickte und statt der weißen Decke des Fahrzeugs den Sternenhimmel sah, mattschwarz. Er drehte sich langsam im Kreis. Ich stand wirklich nah am Rand, meine Mutter hatte mich wohl gerade noch rechtzeitig aufgefunden. Im Krankenhaus angekommen wurde ich schnell durch lange Gänge geschoben. Dann verschwimmt meine Erinnerung noch stärker. Wir kamen in einem bestimmten Raum an. Neonröhren tauchten das Zimmer in kaltweißes Licht und blendeten mich für eine Sekunde. Ein Arzt und mehrere Krankenschwestern oder Assistenten umringten mich. Irgendetwas wurde mir eingeführt, dann pumpte man mir offenbar den Magen aus. Ich kann mich daran nicht wirklich erinnern. Möglicherweise war die Prozedur so unangenehm, dass ich alle Erinnerungen verdrängt habe. Im Anschluss wurde ein Schlauch durch meine Nase bis in den Magen gelegt. Auch das bekam ich nicht mehr mit, bei mir war schon alles schwarz.

Als ich wieder wach wurde, lag ich noch im selben Raum. Ich hatte keine Ahnung, wie viel Zeit vergangen war. Neben mir stand die Mutter einer Schulfreundin in ihrer Krankenschwestertracht. Sie kannte mich seit Kindertagen.

»Na«, sagte sie leise. Sie sah mich traurig und betroffen an. »Florian, Florian, was machst du bloß für Sachen?«

Ich war zu schwach für eine Antwort, fühlte mich völlig ausgelaugt. Beschämt blickte ich zu ihr hinauf. Dann wurde es wieder schwarz um mich.

Als ich erneut die Augen aufschlug, befand ich mich in einem Krankenzimmer. Es war der nächste Morgen, ich war auf der Intensivstation. Neben mir lag ein älterer Mann, der sehr schwer atmete. Er war an diverse Maschinen angeschlossen, eine blubberte permanent vor sich hin. Ich bemerkte den dicken Schlauch in meiner Nase. Er führte zu einem Tropf, der mit einer grünblauen Flüssigkeit gefüllt war. Später erfuhr ich, dass es sich um Glaubersalz handelte und der Entgiftung diente, da es stark abführend wirkte. Ich blieb mehrere Tage an diesen Tropf angeschlossen. Einmal wurde mir angeboten, dass ich diesen Stoff auch selbst trinken könnte, dann würde man den Schlauch entfernen. Nachdem ich die übel riechende Flüssigkeit probiert hatte, lehnte ich dankend ab. Dann doch lieber weiter den Schlauch in der Nase!

Ein Pfleger betrat das Zimmer und öffnete die Vorhänge.

»Warum das gemacht mit den Tabletten?«, fragte er direkt und in einer Art Telegrammstil, aber nicht unfreundlich.

Überrumpelt stotterte ich etwas von »Depression und innere Leere« und »allgemeine Lebensmüdigkeit«. Er nickte und ließ mich allein. Auf der Visite sagten mir die Ärzte, dass ich in den letzten Stunden einiges an Glück gehabt hätte, aber trotzdem noch nicht ganz über den Berg sei.

»Sie haben extrem schlechte Nieren- und Leberwerte. Wir müssen jetzt die nächsten zwei oder drei Tage abwarten, wie sich die Entgiftungstherapie auf Ihre Organe auswirkt.«

Dann kam meine Familie zu Besuch. Alle waren bleich, sie hatten sicher kaum geschlafen. Sie hielten sich mit Vorwürfen zurück, aber ich spürte, dass ich endgültig eine Grenze überschritten hatte. Meine Eltern waren völlig fertig mit den Nerven – natürlich auch froh, dass ich noch am Leben war. Zu sagen, ich hätte ein schlechtes Gewissen, wäre maßlos untertrieben. Ich schämte mich in Grund und Boden und fühlte mich unglaublich schäbig, dass ich hatte sterben wollen. Dass ich bereit gewesen war, meinen Eltern so etwas anzutun. Ich weinte viel bei diesem Besuch und ich war nicht der Einzige.

Nach zwei Tagen hatten sich meine organischen Werte so weit gebessert, dass die Ärzte Entwarnung gaben. Aber ich musste noch einige Tage zur Beobachtung bleiben. In dieser Zeit bekam ich viel Besuch. Anfangs war es mir sehr peinlich, mich dem auszusetzen. Das lag erstens daran, dass ich mich schlicht nicht so präsentabel fand mit meinem ungepflegten Bart und mit dem Übergewicht, das ich mir in den letzten Monaten angefuttert hatte. Wegen der Psychopharmaka hatte ich kontinuierlich zugenommen, verstärkt wurde das durch meinen extremen Bewegungsmangel. Bei einer Größe von ein Meter sechsundsiebzig und siebzig Kilogramm Normalgewicht hatte ich rund zwanzig Kilogramm zugelegt. Ich fühlte mich in diesem aufgedunsenen Körper nicht mehr als ich selbst, lehnte ihn geradezu ab.

Zweitens hatte ich seit Monaten kaum soziale Kontakte gehabt. Ich war völlig aus der Übung, was normalen Small Talk betraf. Dies belastete mich sehr, da ich vor jedem Besuch befürchtete, nicht zu wissen, was ich sagen und erzählen sollte. Und nun konnte ich nicht einmal weglaufen und mich verstecken, ich war gefesselt an das Bett und praktisch gezwungen, meine Besucher zu empfangen. Drittens war mir meine Aktion mit den Tabletten unsagbar peinlich. Ich fühlte mich als feiger Versager. Aber da musste ich jetzt durch. Denn ich bekam oft Besuch. Einmal kam sogar der Pastor vorbei, der mich vor Jahren konfirmiert hatte. Der ganze Besuch führte mir vor Augen, wie viele Menschen mich vermissen würden. Das bewegte mich sehr.

Im Verlauf meines Aufenthaltes auf der Intensivstation kam zwangsläufig die Frage auf, wie es mit mir weitergehen sollte. Sowohl meine Eltern als auch die Ärzte drängten auf eine längerfristige stationäre Therapie. Ich kapitulierte vollständig und bat meine Eltern, sich erneut mit Herdecke in Verbindung zu setzen. Als ich mit der Überdosis im Bett gelegen hatte, war mir bewusst geworden, dass es das nicht sein konnte, dass ich das überhaupt nicht wollte. Das sagte ich auch, zudem versprach ich hoch und heilig, keine Fluchtaktionen mehr zu starten.

Diesmal meinte ich es ernst ...

Herdecke

Nach knapp zehn Tagen konnte ich das Krankenhaus verlassen. Schon am übernächsten Tag sollte ich in Herdecke aufgenommen werden. Meine Eltern gingen dieses Mal auf Nummer sicher. Damit ich nicht wieder kurz vorher ausbüxste, fuhr mein Vater mit in den Ruhrpott. Wir reisten am Abend des Vortags an und mieteten uns in einer kleinen Ferienwohnung ein. Jeder hatte ein Zimmer für sich.

In dieser Nacht sah ich lange fern, da es in der anthroposophischen Klinik keinen Fernseher im Aufenthaltsraum geben würde, wie ich es sonst von den beiden anderen stationären Aufenthalten gewöhnt war. Nach einem ausgiebigen Frühstück machten wir noch einen längeren Spaziergang. Ich kostete jeden Moment in »Freiheit« aus, denn ich wusste nicht, was mich auf der neuen Station erwarten würde. Mir war ein bisschen mulmig, aber ich ermahnte mich, positiv zu denken. Schließlich hatte ich mit meiner Tablettenaktion so ziemlich den Tiefpunkt erreicht. Mit mir sollte es aufwärtsgehen, es würde schon werden!

Gegen elf Uhr gingen wir zum Aufnahmegespräch. Ich hatte mittlerweile viel zu erzählen: die Phase des Drogenmissbrauchs, der erste psychotische Schub, der Aufenthalt in Lüneburg, der zweite psychotische Schub, ein zweiter stationärer Aufenthalt in Häcklingen, die längere depressive Phase im Sommer und im Herbst sowie der aus dem Ruder gelaufene Suizidversuch. Der Arzt, der das Aufnahmegespräch mit mir führte, nahm sich sehr viel Zeit und hörte mir aufmerksam und freundlich zugewandt zu. Als ich geendet hatte, stellte er mir noch viele Fragen zu meiner schulischen Entwicklung, zu meinem Werdegang vor dem Drogenkonsum und zu den Verhältnissen in meiner Familie. Ich fühlte mich von ihm akzeptiert und ernst genommen.

Die Station mit den Jugendlichen und jungen Erwachsenen hatte einen langen und sehr breiten Flur. In diesem war mittig ein übergroßer Tisch platziert, an dem die Mahlzeiten gemeinschaftlich eingenommen wurden. Es gab einen voll verglasten Gemeinschaftsraum mit gemütlichen Sofas und zwei Raucherbalkone. Auch stand uns Patienten noch eine Teeküche zur freien Verfügung. Die anthroposophische Innenarchitektur zeigte sich durch zahlreiche runde und weiche Holzelemente. Der Flur wirkte dadurch sehr warm und organisch. Die gesamte Atmosphäre der Station war ruhig und freundlich. Ich fühlte mich hier vom ersten Moment an wohl.

Es war Mittagszeit. Ich stellte meine Tasche in dem Zimmer ab, das mir zugewiesen wurde, und setzte mich zu den anderen an den großen Gemeinschaftstisch. Es gab schon ein Tablett mit Essen, auf dem mein Name stand. Zurückhaltend grüßte ich in die Runde. Die meisten hoben den Kopf und schauten mich neugierig an. Ich musterte meine neuen Gefährten unauffällig, während ich mein Essen zu mir nahm. Es saßen fünfundzwanzig Jugendliche und junge Erwachsene am Tisch. Sechs Jungen, sonst nur Mädchen. Die meisten der Mädchen waren zwischen fünfzehn und siebzehn Jahre alt und oftmals wegen unterschiedlicher Essstörungen hier, wie ich später erfuhr. Die Jungs waren ein Stück älter. Einer war sogar schon sechsundzwanzig, war aber wegen seines kindlichen Gemüts auf dieser Station gelandet. Es gab auch Patienten, die mit einer Psychose, mit Schizophrenie, mit Depressionen oder mit Alkohol zu kämpfen hatten, unter einer bipolaren Störung oder selbstverletzendem Verhalten litten. Eigentlich war die ganze Palette an psychischen Störungen vertreten, wobei die Essgestörten deutlich in der Mehrzahl waren. Ich fühlte mich mit meinen bald einundzwanzig Jahren und meiner Diagnose gut aufgehoben.

Ein Mädchen war erst dreizehn Jahre alt. Sie war noch dünner als die anderen und bestand fast nur noch aus Haut und Knochen. Viele der Mädchen schoben ihre speziellen Gerichte unschlüssig mit der Gabel hin und her. Die Jungs langten zu, ohne mit der Wimper zu zucken. Ich war schon lange fertig mit meiner Portion und stand rauchend auf dem Balkon, da saßen ein paar Mädels immer noch am Tisch und starrten auf ihre halb vollen Teller. Auf dem Balkon wurde ich von den anderen beschnuppert. Wie in der Psychiatrie unter Patienten üblich, wurde nicht lange gefackelt. Hier legte man die Karten offen auf den Tisch. Ich gab meine Eckdaten bekannt: Name, Alter, Diagnose, Medikation, Drogenvorgeschichte. Es war quasi eine zweite Form von Aufnahmegespräch, die inoffizielle Variante. Die anderen stellten sich auf ähnliche Weise vor. So wusste jeder schnell, woran er bei seinen Mitpatienten war und mit welchem Verhalten er ungefähr zu rechnen hatte. Ich fühlte mich unter Gleichgesinnten, unter Gleichaltrigen nicht zuletzt.

Mein Zimmergenosse hieß Moritz, war siebzehn Jahre alt und hatte wegen Kiffen und einer hohen Dosis Muskatnuss eine psychotische Episode erlebt. Wir fachsimpelten über die einschlägigen Psychopharmaka, über Sinn und Unsinn und über Nebenwirkungen. Mit einem Mädchen in meinem Alter, das unter Bulimie litt, freundete ich mich besonders an. Mit ihr konnte ich mich am besten unterhalten. Und dann war da noch Anita, ein quirliges junges Ding von fünfzehn Jahren mit reichlich Flausen im Kopf. Sie war klein und zierlich, mit brünetten dichten Korkenzieherlocken, die bis zu den Schultern reichten, einem wachen und neugierigen Blick und sie lachte sehr gerne. Anita hatte ein wenig mit psychedelischen Drogen und Kokain experimentiert und war hier, um einen Entzug zu machen. Ich verliebte mich ein bisschen in sie – oder vielmehr in ihre aufgeweckte lustige Art. Sie brachte Leben in die Bude und mischte alle immer gut auf.

Medikamentös vertraten die Ärzte der Station einen stark homöopathischen Ansatz und stellten mich daher komplett um. Das Medikament Orap®, das ich mittlerweile gegen die psychotischen Symptome nahm, wurde erst in der Dosis reduziert und anschließend gegen Taxilan® ausgetauscht, ein mittelpotentes Neuroleptikum. Dieses Präparat wurde dann wiederum innerhalb von sechs Wochen schrittweise ausgeschlichen und am Ende ganz abgesetzt, da ich seit Monaten keine psychotischen Symptome mehr gehabt hatte. Gegen die depressiven Tiefs wurden mir täglich mehrere homöopathische Pülverchen verabreicht, messerspitzenweise: Stibium metallicum als Mittel gegen meine Willensschwäche, Ferrum sidereum zur Anregung des Lebenswillens und gegen die Depression, Ferrum acidum cholalicum ebenfalls gegen die Depression und gegen Ängste. Das letzte Präparat wurde mir zusätzlich täglich unter die Haut gespritzt, im Wechsel mit Skorodit®, einem ähnlichen Mittel.

Ich vereinbarte mit den Ärzten und Pflegern einen klar strukturierten Tagesplan, der mir ein Gerüst geben sollte, damit ich nicht den ganzen Tag durchhing. Dafür gab es ein vielfältiges Angebot an Therapien. Ich nahm an ergotherapeutischen Gruppen wie Werken, Zeichnen und Plastizieren teil, ging in eine Art Schulunterricht, um meine Allgemeinbildung aufzufrischen und meine Konzentration zu üben, und wurde in die Heileurythmie – eine Art Bewegungskunst – eingeführt. Die Bewegungen erlernte ich in Einzelstunden bei einer sehr geduldigen und lieben älteren Dame. Ich weiß nicht, ob es an dem Zuspruch der lieben Dame oder an den Übungen lag, die Heileurythmie tat mir auf jeden Fall sehr gut. Außerdem ging ich mehrmals die Woche zur Gesprächstherapie, um die Ursachen und Hintergründe meiner Erkrankung zu erkennen und um Wege zu finden, mit der Erkrankung angemessen umzugehen. Ich merkte, dass ich mit meinen Problemen ernst genommen und in meinem Sosein akzeptiert wurde. Insgesamt konnte ich mich gut in den Stationsalltag und in die Gemeinschaft integrieren, nahm die Therapien interessiert und bereitwillig an und fühlte mich schnell deutlich besser.

In den Therapiepausen zog ich mich allerdings immer wieder in mein Zimmer zurück und döste einfach auf dem Bett. In solchen Phasen war ich lustlos und konnte nichts mit mir anfangen. Sobald jedoch die nächste Therapie oder der nächste Termin anstand, war ich wieder ansprechbar. Diese Rückzugstendenzen führten zu einem endlosen

Kampf mit dem Pflegepersonal. Mein Verhalten wurde so viele Male problematisiert, aber ich bekam es nicht wirklich in den Griff.

Besuch bekam ich wegen der Entfernung eigentlich gar keinen. Ich war auf mich allein gestellt. Nur einmal tauchten meine Eltern samt meiner Schwester Alexandra auf, um an einem therapeutischen Familiengespräch teilzunehmen. Ansonsten hielt ich über abendliche Telefonate mit dem Patiententelefon Kontakt mit meinen engsten Freunden. Der Stationsalltag floss meist ziemlich ruhig und regelmäßig dahin. Einmal erreichte mich ein langer Brief von Bettina. Sie wünschte mir alles Gute und Erfolg für meinen Aufenthalt und erzählte mir, was in unserer Clique so abging. David war mittlerweile ebenfalls in Therapie gelandet, um seine Drogensucht zu kurieren. Ohne uns beide fehle der Clique ein wesentlicher Bestandteil, es sei nicht mehr so wie früher. Den meisten aus unserer Gruppe verginge langsam die Lust am Feiern. Dem Brief hatte sie einen Wohlfühltee beigelegt. Ich freute mich sehr über diese Geste, ihre Worte machten mich aber auch nachdenklich. Mir wurde immer mehr bewusst, dass die Zeit des ungezügelten Feierns auch für mich endgültig vorbei war, dass sich da eine Tür geschlossen hatte. Diese Zeit hatte spürbar ihre Narben hinterlassen.

Die Gesprächstherapie lief sehr gut, wir machten große Fortschritte. Im Austausch mit dem Arzt kam ich zu überraschenden Erkenntnissen. Meine Krankengeschichte hatte nicht erst mit dem Drogenkonsum begonnen. Schon vorher muss sich bei mir über Jahre hinweg eine depressive Entwicklungsstörung aufgebaut haben, die letztlich zum Drogenmissbrauch geführt hatte. Die aktuelle Antriebsstörung war nur ein weiteres Symptom dieser lange vorliegenden Depression. Offenbar hatte ich sie unter anderem deshalb entwickelt, weil ich Probleme damit hatte, eigenständig zu werden, und Halt gebende Strukturen nach dem Abitur verlor. Der Therapeut sprach in diesem Zusammenhang von einer sogenannten Ablöseproblematik. Eine Tendenz zum Rückzug und mangelnde Konfrontationsfähigkeit ließen sich bei mir zudem als Muster bis in die früheste Kindheit zurückverfolgen. Da ich aber nicht wirklich unter der Rückzugsproblematik in Zusammenhang mit der sporadisch auftretenden Antriebslosigkeit litt, griffen die therapeutischen Interventionen in diesem Fall nicht. Leider habe ich außerdem die gewonnenen Erkenntnisse nach dem Aufenthalt in Herdecke nicht vertieft, weil ich anschließend keine ambulante Psychotherapie in Anspruch nahm. Die Schlüsse, die ich aus den Gesprächen gezogen hatte, lagen brach und gerieten lange Zeit in Vergessenheit.

Anfang Dezember, ich war nun sechs Wochen auf der Station, machten wir einen Ausflug zum örtlichen Weihnachtsmarkt. Wir fuhren mit einem kleinen Bus, zwei Pfleger und sechs Patienten hatten sich zusammengefunden. Moritz und ich waren im Team unterwegs und zogen sofort alleine los. Wir schlenderten ein wenig durch die Stände und ließen die allgemeine Stimmung auf uns wirken. Irgendwann schlug Moritz vor, einen Glühwein zusammen zu trinken. Ich wehrte mich zunächst gegen diese Idee. Alkoholkonsum war auf Station gar nicht gern gesehen, gelinde gesagt. Zum einen war es grundsätzlich verboten, zum anderen in unserem speziellen Fall wegen der Neuroleptika eine schlechte Kombination.

»Da ist doch kaum Alkohol drinnen, das merken die eh nicht!« Moritz blieb hartnäckig. »Nur einen Becher, komm schon!«

Ich ließ mich breitschlagen. Wir organisierten uns zwei Becher dampfenden Glühwein und tranken ihn versteckt hinter einem der Stände. Danach hatten wir immer noch eine Stunde Zeit, die wir auf dem Markt vertrödelten. Als wir am Bus ankamen, machte einer der Pfleger bei uns spontan eine Atemkontrolle.

»Haucht mich mal an!«, forderte er uns auf. »Ah, der Duft der großen weiten Welt!«, sagte er hämisch lächelnd.

Mist! Auf Station mussten wir noch in ein Messgerät pusten, damit war der Alkoholgenuss eindeutig belegt. Dann begann die Inquisition. Wir wurden einzeln ins Kreuzverhör genommen, ich kam mir wie ein Verbrecher vor. Die Pfleger wollten vor allem wissen, von wem die Initiative ausgegangen war. Sie wendeten alle möglichen Psychotricks an, um uns diese Information zu entlocken. Lange Zeit hielt ich dicht. Ich wollte Moritz nicht reinreiten. Aber die Pfleger ließen einfach nicht locker und mir wurde klar, dass es keinen Sinn mehr hatte, länger zu schweigen. Ich gestand, dass es Moritz' Idee war.

Moritz bekam eine Strafarbeit aufgebrummt. Er sollte einen zweiseitigen Aufsatz zum Thema »Wechselwirkungen von Neuroleptika und Alkohol« verfassen.

»So, Florian, und nun zu dir. Wir denken, dass du zu intelligent bist, als dass eine solche Strafarbeit bei dir etwas bewegen würde. Wir glauben nicht, dass du dadurch deine Einstellung änderst. Wir haben daher beschlossen, dich vorzeitig zu entlassen. Du kannst dich morgen von deinen Eltern abholen lassen.«

Es war ein Schock. Ich war überrascht über die harte Maßnahme und fühlte mich unsanft rausgeschmissen. Offenbar wurde an mir ein Exempel statuiert. Überhaupt wurde gerade aufgeräumt auf der Station. Zeitgleich mit mir mussten Anita und ein neuer Junge die Einrichtung verlassen, da sie eine Nacht zusammen verbracht hatten und das herausgekommen war. Auch sie mussten sich inquisitorischen Gesprächen stellen. Ich hatte mich auf der Station immer wohlgefühlt, bin mit den anderen Patienten und den Angestellten gut ausgekommen. Nun ging ich mit einem bitteren Nachgeschmack.

Abenteuerspielplatz

Nach fast acht Wochen in Herdecke kam ich wieder zurück in die Heide. Ich musste mich bei Dr. Lukasch zur weiteren ambulanten Behandlung vorstellen. Den Krankenhausbericht der anthroposophischen Klinik fasste dieser, ein Mediziner der ganz alten Schule, nur mit spitzen Fingern an. Die Ärzte aus Herdecke empfahlen, die homöopathischen Mittel weiter einzunehmen und eine ambulante

Psychotherapie zu beginnen. Dr. Lukasch verschrieb mir stattdessen gar nichts. Die Psychotherapie sprach er gar nicht erst an. Mein erster psychotischer Schub war jetzt zehn Monate her. Dr. Lukasch erklärte mich für so weit gesundet, ich sollte nur regelmäßig vorbeikommen und kurz berichten, wie es mir ging. Zur Sicherheit, falls sich doch wieder ein Schub ankündigen würde.

In den nächsten Tagen besuchte ich erst einmal meine Clique, die mich seit Monaten nicht zu Gesicht bekommen hatte. Sie empfingen mich mit großer Freude. Zwar hatte ich noch etwas Hemmungen und befürchtete, mich nicht locker unterhalten zu können, aber meine Freunde erleichterten mir diese Situation durch ihre offene und entspannte Art. Um etwas Geld in der Tasche zu haben, jobbte ich bei meinen Eltern in der Bäckerei, die mittlerweile auch ein breites Sortiment an Naturkostwaren im Angebot hatte. Ich zeichnete neue Ware aus und räumte sie in die Regale, schnitt Brot für Krankenhäuser, belieferte Naturkostläden im Umkreis von vierzig Kilometern mit Backwaren, half im Verkauf und im Büro aus. Eigentlich machte ich alles, außer backen. Zusätzlich suchte ich mir einen Job als Fahrer für einen Pizzalieferdienst. Ich plante, im Herbst nach Hamburg zu ziehen und ein Mathematikstudium zu beginnen. Seit Jahren hegte ich diesen Traum. Bis es so weit war, wollte ich mich weiter stabilisieren.

Im März begann ich, wieder auf Partys zu fahren. Inzwischen war auch David zurück in der Heide, er hatte seine Therapie beendet. David und ich zogen im Team los, manchmal begleitet von Gefährten aus unserer alten Clique, aber meist in kleinerer Besetzung als vor zwei Jahren. Wir nahmen nicht jede Party mit, aber alle zwei, drei Wochen waren wir schon unterwegs. Von jeglichen Drogen hielt ich mich dabei bewusst fern. Zu eindringlich waren die Erfahrungen der letzten Monate gewesen.

Dann stieß Heidi zu uns. Ich kannte sie noch vom Gymnasium. Sie war mehrere Jahrgänge unter mir gewesen. Durch ihre sehr großen Augen fiel sie mir aber schon damals im Schulflur auf. Außerdem nahm sie an der Theater-AG teil, in der ich sechs Jahre mitgespielt hatte. Heidi war mittlerweile sechzehn Jahre alt, hatte blonde mittellange Haare, war sehr klein und zierlich – und hatte eben jene wahnsinnig großen Augen. Sie stürzte sich mit Schwung in die Goa-Szene und probierte alle möglichen Drogen aus. Innerhalb weniger Wochen wurden wir drei ein eingeschworenes Gespann.

David und ich verguckten uns beide in das hochintelligente, aufgeweckte Mädchen. Schließlich konnte David bei ihr landen, was mir die beiden zunächst verheimlichten, aus Angst, dass unser Team zerbrechen könnte. Als sie es mir dann doch gestanden, war ich natürlich geknickt, aber es bedeutete nicht den Bruch. Mit Heidis Drogenkonsum kam ich gut klar, da man ihr den Rausch von außen kaum anmerkte.

Ich stabilisierte mich zusehends, hatte immer weniger Probleme mit Rückzugstendenzen. Die depressive Phase des letzten Jahres lag hinter mir. Ich schaute nach vorne und freute mich auf das Studium in Hamburg. In meiner Freizeit trieb ich sehr viel Sport, schwamm täglich einige Bahnen und fuhr weite Strecken Rad. So schaffte ich es, im Laufe des Sommers wieder auf mein normales Gewicht zu kommen. Und ich entdeckte die Fotografie als Hobby für mich. Mein Großvater schenkte mir seine alte Spiegelreflexkamera mit mehreren Objektiven und einem Stativ. Mit Begeisterung dokumentierte ich von nun an die Partys, die wir besuchten. Am meisten interessierten mich dabei Einzelporträts von Tanzenden.

Im Sommer ging ich auch wieder auf die ganz großen Open Airs wie die Shiva Moon, die VooV und die Lovefield. Ich lernte einige neue Leute kennen, nur dieses Mal intensiver und bewusster, da ich die ganze Zeit nüchtern war. Von den Menschen, die ich vor zwei Jahren in der Szene kennengelernt hatte, waren mittlerweile viele verschwunden. Aber darüber machte ich mir kaum Gedanken, ich schätzte die Musik und die Szene weiterhin – und das auch im nüchternen Zustand. Tanzend vergingen die Monate.

Der Sommer neigte sich dem Ende zu, die letzten Open Airs fanden statt. Am ersten Septemberwochenende stand eine ganz besondere kleine Party in der Heide an. Dekorationskünstler und DJs aus der norddeutschen Szene hatten sich zusammengetan, um ein Open Air auf einem Abenteuerspielplatz zu organisieren. Es war für den harten Kern der Szene gedacht, für »Friends and Family«, nur Insider erfuhren von dieser Party. Meine gute Freundin Janet aus Hannover gehörte zu diesem exklusiven Kreis. Sie holte mich am Freitagnachmittag bei meinen Eltern ab und wir fuhren zu zweit zum Abenteuerspielplatz. Ihr Freund würde später auflegen und war schon mit allerhand Vorbereitungen beschäftigt.

Der Abenteuerspielplatz war ein weitläufiges Gelände mitten im Wald. Am unteren Ende lagen zwei runde Holzhütten. Eine war sehr groß und verfügte innen rundherum über eine Sitzbank. Nach oben hin war sie offen, nur der Bereich über der Sitzbank war überdacht. Hier wurde ein Chill-out eingerichtet und mit entspannender Musik beschallt. Die andere Hütte hatte ein spitzkegeliges Dach und einen kleinen Kamin. Dort brachten die Veranstalter und die allerengsten Freunde ihre Sachen unter. Neben dieser Hütte parkte ein Lkw, vor dem eine provisorische Bar eingerichtet war. Die Getränke wurden quasi direkt vom Lkw herunter verkauft. Hinter dem Lkw stand ein großer orangener Generator, der die Party mit Strom versorgte. Neben dem Generator führte ein Pfad einen kleinen Hügel hinauf zum eigentlichen Abenteuerspielplatz. Hier gab es Rutschen, Wippen, große Reifen zum Schaukeln, Klettergeräte und Aufbauten, die durch Seilbrücken miteinander verbunden waren. Mitten zwischen diesen Holzaufbauten lag die Tanzfläche, in einer tieferen Senke erblickte ich noch einen lang gezogenen schmalen Teich. Das gesamte Gelände war sehr fantasievoll dekoriert, es gab viele Installationen zu entdecken. Vorfreude lag in der Luft, alle waren gut gelaunt.

Spontan half ich, die Boxen zu positionieren und zu verkabeln. Danach ging ich mit einem der Helfer in die Hütte zu meinen Sachen. Ich wollte ein paar Fotos vom Gelände schießen, solange es noch hell war. In der Hütte machte ich erst einmal kurz Pause und hielt ein wenig Small Talk mit den Anwesenden. Ich erzählte, dass ich mit Janet gekommen war. Die anderen kannten sie und lächelten. Eine der Frauen reichte ein Blech mit selbst gemachtem Apfelkuchen herum. Er sah sehr saftig und lecker aus, dankend nahm ich ein Stück.

»Du weißt aber schon, was das für ein Kuchen ist?«, lächelte mich ein Mann neben mir verschwörerisch an.

»Klar«, antwortete ich selbstsicher und dachte nicht weiter über die Frage nach.

Beschwingt ging ich über das Gelände und schoss wie geplant einige Fotos. Dann quatschte ich ein bisschen mit den Leuten an der Bar. Noch bevor die eigentliche Party begann, wurde ich mit einem Mal sehr müde. Ich ging zu der überdachten Hütte, rollte mich in meinen Schlafsack und legte mich mitten zwischen die Leute, die sich dort angeregt unterhielten. Als ich wieder aufwachte, war es dunkel geworden. Im Kamin loderte ein kleines Feuer. Von der Tanzfläche rollte der Bass herüber. Ich setzte mich benommen auf. Neben mir saß ein Mann mit sehr langen braunen Haaren und einem dichten Bart über einem hageren Gesicht. Er sah mich mit einem starren merkwürdigen Blick an.

Ernst und nachdrücklich sagte er: »Willkommen auf der anderen Seite!«

Ich war irritiert, spürte aber bald, dass etwas nicht stimmte. Meine Wahrnehmung hatte sich irgendwie verändert: Alles um mich herum wirkte intensiver auf mich, plastischer und belebter. Ich stolperte aus der Hütte. Überall waren die üblichen Schwarzlichtröhren angebracht, die den Platz in ein überirdisches Licht tauchten. Wie hypnotisiert lief ich zur Tanzfläche. Dort angekommen begann ich, wie wild zu tanzen. Wie lange weiß ich nicht – ich vergaß Zeit und Ort, wurde eins mit der Musik und meiner Bewegung, löste mich darin auf. Ich vergaß mich selbst. Dunkel erinnere ich mich, dass plötzlich ein Mann um die vierzig neben mir tanzte.

»Das ist der Wahnsinn, oder?!«

Ich sah ihn nur verschwommen, sein Gesicht wirkte auf mich wie ein zu lange belichtetes Foto. Es waberte von links nach rechts. Dann wieder dachte ich, ich sehe ihn im Zeitraffer. Er bewegte sich unheimlich schnell. Bisher hatte ich am Rand gestanden, nun steuerte ich auf die Mitte der Tanzfläche zu. Die übrigen Tänzer nahm ich nur schemenartig wahr. Eine Frau mit einem weißen Kleid wirkte auf mich riesig, als sei sie drei Meter groß. Andere Menschen sahen wie Tiere aus, nein es waren Tiere, die einvernehmlich mit den Menschen tanzten. Ich war fasziniert. Gleichzeitig wunderte ich mich kaum über meine Wahrnehmungen. Im Gegenteil, es erschien mir selbstverständlich, dass meine Welt auf den Kopf gestellt war.

Irgendwann ging ich wieder runter zu den beiden Hütten. Dort traf ich auf eine Bekannte, eine sehr kleine und zierliche Frau, und ihren Partner, die ich seit ein paar Monaten kannte und sehr sympathisch fand. Ich holte ein paar Fotoalben aus meiner Tasche und setzte mich mit ihnen in ihr Auto. Zusammen ließen wir den gerade vergangenen Sommer Revue passieren und redeten über dies und das.

Auf einmal sagte die Frau zu mir: »Dir ist schon klar, dass wir nicht im dreiundzwanzigsten Jahrhundert sind, oder? Wir haben jetzt 1998.«

Ja, ähm nein, ähm ja, was?!, dachte ich. Was hatte ich gerade nur erzählt, dass sie so etwas sagen musste? Ich wusste es selbst nicht genau, aber für einen Moment wurde ich klar und merkte, dass hier etwas verdammt schieflief. Dann war der Moment vorbei.

Der Rest des Wochenendes auf dem Abenteuerspielplatz wurde zu einer sehr extremen Erfahrung für mich. Ich habe keine kontinuierliche Erinnerung mehr daran, bekomme nur einige bestimmte Szenen und Gedanken zusammen, die sich mir besonders eingeprägt haben. Es hatte zu regnen angefangen, doch mir war es völlig egal. Irgendwann stand ich tropfend in der überdachten Hütte.

»Hey, du bist ja völlig durchnässt, du musst aus den Sachen raus!«, sagte eine Frau freundlich.

Da ich mich unbeholfen anstellte, half sie mir aus meiner Kleidung.

»Ich weiß nicht, wo mein Schlafsack liegt«, murmelte ich, als ich schließlich komplett nackt dastand.

Die Frau gab mir irgendeinen anderen Schlafsack und ich legte mich hinein. Ich war erschöpft vom Tanzen und schlief zunächst ein, wurde aber nach einer Weile halb wach. Stöhnend verzog ich mein Gesicht zu einer Grimasse, weil mich bedrohliche Visionen quälten. Mit einem Mal war Elena bei mir und redete besänftigend auf mich ein. Sie streichelte mir über den Rücken und sprach leise zu mir. Es dauerte lange, bis ich mich beruhigte. Still lag ich da und sah in das Feuer, das im Kamin vor sich hin loderte. Es faszinierte mich auf eine seltsame Weise. Ich kann nur schwer in Worte fassen, was mich für Gedanken erfüllten. Im Feuer sah ich meine Zeugung. Nicht den geschlechtlichen Akt. Ich sah das Wesen meiner Eltern in Form der Eizelle und des Spermiums sich miteinander vereinen. Ich sah, wie ein Funken kam und den Zellklumpen mit meiner Seele belebte. Ich sah das Wunder des Lebens. Und ich erkannte, dass alles im Universum auf solche Funken zurückging, dass alles von Liebe inspiriert und durchdrungen war. Reine Liebe durchflutete mich. Ich spürte meine göttliche Natur. Es war mithin der schönste Trip, den ich je erlebt hatte.

Später in derselben Nacht kauerte ich in der überdachten Hütte auf einer Holzbank mit dem Rücken zur Wand. Ich beobachtete die Menschen, die auf dem Boden saßen. Eine Frau spielte Didgeridoo, ein traditionelles Blasinstrument der nordaustralischen Aborigines. Andere beschäftigten sich mit Holzschnitzereien. Mit einem Mal hatte ich die Eingebung, dass meine Seele von weit herkommt und sich gerade in meinem Körper manifestiert, aufwacht aus einem langen tiefen Schlaf. Ich war eine sehr alte Seele, sicher ein Atlanter. Die Zeit für unsere Rückkehr war gekommen. Die Party war in Wirklichkeit organisiert worden, um unsere Seelen in Empfang zu nehmen und auf diese Welt vorzubereiten. In den Bewegungen der Menschen in der Hütte erkannte ich eine Art Lehrfilm, es waren sinnbildliche Handlungen, die die Geschichte der menschlichen Zivilisation nachzeichneten. Ich sollte auf den neuesten Stand gebracht werden und sah die gesamte Entwicklung der Menschheit in einem extremen Zeitraffer.

Es muss in der Dämmerung des nächsten Morgens gewesen sein, als ich mich in der großen Hütte wiederfand. Janets Freund saß im Schneidersitz hinter dem niedrigen DJ-Pult und legte Ambientmusik auf. Lange warf er mir einen vielsagenden Blick zu. Er war voll auf LSD, das spürte ich. Seine Lieblingsdroge, wie er mir mal erklärt hatte. Ich setzte mich irgendwo auf die lange runde Bank und begann, die anderen Leute in der Hütte zu beobachten. Schräg rechts unterhielten sich zwei Mädchen angeregt. Sonst sah ich nur einzelne Menschen, die still hockten und in die Musik vertieft waren. Plötzlich hatte ich wieder eine Erkenntnis, beziehungsweise eine Verschiebung in der Wahrnehmung. Ich erkannte in den Anwesenden ihre tierische Natur, ihre Herkunft. Vielmehr sah ich sie wieder als Tiere. Die beiden Mädchen, die sich unterhielten, waren nun Ziegen, Janets Freund war eine alte Schildkröte. Es gab auch zwei Giraffen, einen Elefanten, Nilpferde und mehrere Vogelwesen. Ich kam mir vor wie auf Erich Kästners »Konferenz der Tiere«, einem Buch meiner Kindertage. Alles war sehr real.

Es wird am Samstagnachmittag gewesen sein, als ich mich auf einer Wiese neben der Tanzfläche in einem Sitzkreis mit fünf jungen Leuten wiederfand. Einen netten Jungen hatte ich schon im Laufe dieses Sommers kennengelernt. Er spielte ein wenig an seinem Devilstick herum, mit dem er sonst jonglierte. Dieser Stick ist etwa fünfzig

Zentimeter lang und wird mithilfe von zwei kürzeren Stäben durch Hin- und Herschlagen in der Luft gehalten. Der nette Junge konnte das sehr kunstvoll. Ein anderer Junge stotterte sehr stark. Er trug einen selbst gebastelten Helm aus Aluminium, um seine Gedanken zu schützen, wie er umständlich erklärte. Eine Frau aus der Gruppe erzählte von dem jüngsten Wandel der Welt. Außerhalb der Party gingen wohl wichtige Veränderungen vor sich.

»Eine große Revolution! Sie wird uns überrollen, nichts wird mehr so sein, wie wir es kennen!«

Sie war froh, die Party noch erreicht zu haben, um hier mit uns abzuwarten, bis das Schlimmste vorüber war. Ich war nicht sehr überrascht, hatte ich mit so einer Entwicklung doch schon lange gerechnet.

Die zweite Nacht war angebrochen. Zumindest vermute ich, dass das Folgende in der zweiten Nacht geschah. Auf der Suche nach Janet irrte ich orientierungslos auf dem Partygelände umher. Mit einem Mal sah ich die Gedanken der anderen Menschen. Ich sah sie als große lang gezogene Blasen, die direkt über den Köpfen schwebten. Sie waren etwa einen halben Meter hoch und schillerten in grün-blau-lila Tönen. Jeder konnte die Gedanken der anderen lesen und alle waren total genervt davon. Ich empfing hassvolle Schwingungen von jedem, der mir auf den dunklen Wegen begegnete. Es war eine höchst unangenehme Erfahrung. Schutz suchend zog ich mich in die überdachte Hütte zurück und rollte mich auf meinem Schlafplatz ein.

Mitten in der Nacht wurde ich wach. Um mich herum waren alle in ihre Schlafsäcke eingemummelt und schliefen tief und fest. Das Feuer im Kamin war heruntergebrannt. Ich konnte meinen eigenen Atem sehen. Für eine Weile stellte ich mich nachdenklich in den Eingang und schaute hinaus in die dunkle Nacht. Dann betrachtete ich den Sternenhimmel. Das Gelände lag still und friedlich vor mir. Da sah ich auf einmal weitere Hütten, ähnlich der unsrigen. Von ihnen ging ein neongrünes unwirkliches Licht aus. Mir wurde bewusst, dass sie gerade gelandet waren. Wir alle waren gerade erst gelandet. Die Hütten waren unsere Raumschiffe, wir kamen von einem weit entfernten Planeten zur Erde. Als Gesandte einer fortgeschrittenen Zivilisation sollten wir helfen, die Erde zu heilen und den Menschen auf eine neue evolutionäre Stufe zu heben. Es war ein erhabenes Gefühl, gleichzeitig verspürte ich meine Verbundenheit mit der Natur. Alles war mit allem verbunden, es gab keine Trennung, keine Grenzen. Ich verstand mich selbst als Teil eines Ganzen und fühlte mich sehr wohl.

Am Sonntagmorgen wurde ich etwas unruhig. Ziellos streifte ich über das Gelände, bis ich auf einem Sandplatz landete, der etwas verborgen lag. Hier war niemand außer mir unterwegs. Da erinnerte ich mich an die Geschichte mit den Atlantern. Ich war ja eine unglaublich alte Seele, gerade hier angekommen. Zeitliche Orientierung, die brauchte ich jetzt – ich wollte mich an den Tag der Ankunft erinnern. Nach einer Weile wusste ich das aktuelle Datum wieder und schrieb es mit einem Stock in den Sand: 5.9.1998. Ich beschäftigte mich so lange damit, dass sich mir dieses Datum bis heute eingebrannt hat. Zurück auf der Tanzfläche war kein Mensch zu sehen. Noch schienen alle zu schlafen, die Musik war aus. Ich ging an den Rand des Platzes und versank in der Betrachtung der Dekorationen. Besonders eine Art Tarnnetz, in dem kleine Figuren hingen, hatte es mir angetan. Auch Tau hing in den Fäden und glitzerte in den ersten Sonnenstrahlen. Ich schaute mich auf dem Platz um. Alles wirkte in sich perfekt, wie für diesen Moment eingefroren. Es war mucksmäuschenstill. Die Zeit stand still. Sie stand wirklich still. Die Zeit war stehen geblieben!

Zunächst genoss ich es, dieses Schauspiel bewusst zu erleben. Doch nach einer Weile fand ich es gar nicht gut! Ich musste etwas tun, um diesen Zustand wieder aufzuheben. Sonst wäre ich für immer gefangen in diesem zeitlosen Moment! Auf der leeren Tanzfläche führte ich geheime schamanische Bewegungsrituale durch, wie sie mir gerade einkamen. Dann ging ich wieder zu den Tarnnetzen und setzte sie mit fließenden Tai-Chi-artigen Bewegungen in Schwingung. Die Tautropfen flogen in alle Richtungen. Ich war zufrieden mit meinem Ritual. Offenbar hatte es funktioniert, sonst hätte ich die Netze gar nicht bewegen können.

Am späten Vormittag spazierte ich vom Gelände. Ich passierte den Parkplatz, überquerte die Landstraße und verschwand im Wald. Zwei Stunden streifte ich durch die Natur und nahm Gerüche, Geräusche und Bilder mit allen Sinnen genussvoll in mich auf. Ich fühlte mich wie neugeboren, unschuldig und rein. Auf einmal stand ich auf der Zufahrt zu einem Centerpark, einer großen Freizeitanlage. Anscheinend hatte ich hier einen besonderen Auftrag auszuführen! Ich ging freundlich winkend am Pförtnerhäuschen vorbei, von dem aus die Autoschranke kontrolliert wurde. Unbehelligt gelangte ich auf das Gelände.

Neben dem Hauptgebäude, in dem sich das Spaßbad und die Einkaufsmeile befanden, ließ ich mich auf einen großen Stein an einem kleinen Zierteich nieder. Ich setzte mich in den Schneidersitz und begann, mit offenen Augen zu meditieren. Zwischen meinem Platz und dem Gebäude verlief ein schmaler Sandweg, der sanft bergauf durch eine Parkanlage führte. Hinter meinem Rücken liefen also ständig Touristen entlang. Ich ließ mich davon nicht weiter stören. Mit der Zeit erlebte ich einen interessanten optischen Effekt. Zunächst sah ich den Teich, die Mücken, die darüber schwebten und die gesamte Natur dahinter aufgelöst in Pixelelementen. Wie die Pixel, aus denen das Bild an einem Fernseher besteht. Dann wurde die Auflösung immer genauer und feiner, bis ich schließlich die einzelnen Atome sah. Ich erkannte die Struktur, die allem zugrunde lag. Es war überwältigend. Selig grinste ich vor mich hin.

Als mir langweilig wurde, spazierte ich ein wenig durch die Parkanlage. Eine Tür an der Rückseite des Hauptgebäudes stand offen. Schon fand ich mich in einem verwinkelten Flur wieder. Ich öffnete eine weitere Tür und kam in eine große professionelle Küche. Niemand war zu sehen. Ich bekam Durst und schenkte mir ein Glas

Milch ein. Dann verrührte ich einen Löffel Zucker in meinem Getränk. Ich trank das Glas in einem Zug aus und zog weiter. Hinter der nächsten Tür, die ich öffnete, verbarg sich eine Art Konferenzraum. An einem u-förmigen Tisch saßen etwa zwanzig Personen. An der Kopfseite stand ein Mann im Anzug vor einer Tafel und hielt einen Vortrag. Freundlich nickte ich in die Runde und suchte mir einen Platz. In dem Vortrag ging es um irgendwelche Optimierungsprozesse. Aufgeregt rief ich die Revolution aus und verließ die irritiert wirkenden Gesichter.

Als Nächstes gelangte ich zu einem Andachtsraum. Er ahmte so genau wie möglich die Atmosphäre einer Kapelle nach. Unbemerkt setzte ich mich in eine der mittleren Bankreihen hinter zwei ältere Damen. Ich mochte die religiöse Stimmung und musste innerlich schmunzeln. Wenn die alten Damen wüssten, dass Jesus in diesem Moment höchstpersönlich hinter ihnen saß! Ich hielt mich für eine Weile tatsächlich für Jesus, klar, ich war ja auch Weihnachten geboren. Und nun mischte ich mich unauffällig unter die Menschen.

Ich wandelte weiter durch die Gänge. Durch eine Metalltür kam ich in eine große, mit Glas überdachte Halle. Ich stand auf einer Plattform, von der aus eine Treppe nach unten in die riesige Halle führte. Große Tropenpflanzen und die schwüle Luft schafften ein Flair von Südsee. Auf dem Weg die Treppe hinab nahm ich mich selbst plötzlich wie im Zeitraffer wahr. Ich raste quer durch die Halle, vorbei an Menschen, die im Vergleich zu mir fast stillzustehen schienen. Dann erreichte ich ein junges Mädchen. Meine Zeitwahrnehmung normalisierte sich wieder.

»Da bist du ja endlich!«, sprach ich es freundlich an und fasste es an die Schulter.

Das Mädchen schrie erschrocken auf, vielleicht weil ich mich von hinten angeschlichen hatte. Da hatte ich auf einmal selbst eine Hand auf der Schulter. Ich blickte mich um und sah zwei breitschultrige Männer im Security-Outfit.

»Kommen Sie mal bitte mit!«, sagte einer von ihnen.

Bereitwillig folgte ich den beiden Männern Richtung Ausgang.

»Wir haben gehört, dass auf dem Gelände ein Paar Turnschuhe herumstehen. Könnten das Ihre Schuhe sein?«

Ich schaute an mir herunter. Tatsächlich, ich war barfuß unterwegs. Irgendwann in der letzten Stunde musste ich meine Schuhe ausgezogen haben. Nur wann und wo?

»Kein Problem, die finden wir schon!«, rief mir einer der beiden voller Tatendrang zu und krempelte die Ärmel seines Hemdes auf.

Draußen vor der Tür stand eine Art Golfwagen. Die Männer setzten sich auf die vorderen Sitze, ich nahm hinten Platz – und los ging die wilde Fahrt. Gemeinsam suchten wir das gesamte Gelände ab, fuhren kreuz und quer durch die Gegend. Schließlich entdeckten wir meine Turnschuhe. Links und rechts neben einem Spazierpfad waren in Abständen von wenigen Metern halbhohe Holzpfähle in den Boden gerammt. Die Schuhe waren einzeln auf solchen Pfählen positioniert. Ich bedankte mich bei den beiden Männern, zog meine Schuhe an und ging weg. Dann fehlt ein Stück meiner Erinnerung.

Am Pförtnerhäuschen hatte ich schon wieder keine Schuhe an. Offenbar war ich ein zweites Mal von der Security aufgegriffen worden. Ein Polizeiwagen stand vor der Schranke, zwei Beamte warteten schon auf mich. Diese setzten mich hinten in ihr Fahrzeug und fuhren los. Auf der Fahrt erklärten mir die beiden, dass ich aufgefallen wäre, weil ich einen sehr verwirrten Eindruck gemacht hätte. Da ich außerdem offensichtlich kein Gast war, hatte man die Polizei gerufen. Den Rest der Fahrt schwiegen sie.

Wir fuhren zu der fünfzehn Kilometer entfernten nächsten Polizeistation. Dort fragten sie mich, wo ich wohnte. Ich hatte gar keine Papiere bei mir und gab an, dass ich zurzeit bei meinen Eltern untergekommen war.

»Geben Sie uns bitte die Telefonnummer Ihrer Eltern«, forderte mich ein Beamter auf. Ich ratterte eine Zahlenfolge herunter.

»Was, wie war das? Bitte langsamer!«

Ich wiederholte die Nummer im gleichen Tempo. Im vierten Anlauf verstanden sie mich.

»Kein Anschluss unter dieser Nummer!«

Ich versuchte es mit einer anderen Zahlenkombination. Wieder falsch. Ich konzentrierte mich, so gut es ging, und brachte schließlich doch noch die Telefonnummer meiner Eltern hervor.

»Ihr Vater wird Sie gleich abholen.«

Man brachte mich in einen Raum, der auf einer Seite voll verglast war, sodass die Beamten mich von ihrem Büro aus ständig im Blick hatten. Gierig trank ich eine Flasche Wasser in einem Zug leer. Dann lief ich in der Zelle umher wie ein Tiger im Käfig. Ich bemerkte, dass die Beamten mir immer wieder ratlose Blicke zuwarfen. Mir war extrem unwohl dabei. Nach einer gefühlten Ewigkeit kam endlich mein Vater. Er redete eine Weile mit den Beamten und durfte mich schließlich mitnehmen.

»Wo sind denn deine ganzen Sachen?«, fragte er mich im Auto.

Durch seine Anwesenheit kam ich langsam etwas runter, riss mich zusammen und wurde klarer.

»In einer Hütte auf dem Abenteuerspielplatz«, antwortete ich wahrheitsgemäß.

Dort angekommen gingen wir direkt zu der Hütte, um meine Sachen zu holen. Ein Mann lief wütend auf mich zu.

»Da bist du ja endlich! Und wo verflucht sind meine Schuhe?«

Es stellte sich heraus, dass ich meine eigenen Schuhe bereits auf dem Partygelände verloren hatte. Mit geliehenen Schuhen war ich zum Centerpark marschiert. Mein Vater steckte dem ärgerlichen Mann schnell einen Geldschein zu und zog mich fort. Wortkarg fuhren wir nach Hause.

Häcklingen II

Am nächsten Tag musste ich zu Dr. Lukasch. Er attestierte mir einen erneuten psychotischen Schub, es war mittlerweile mein dritter. Ich ahnte, dass jener Kuchen, den ich am Anfang der Party zu mir genommen hatte, wohl mit Drogen versetzt gewesen war, wahrscheinlich mit LSD. Diese Vermutung erzählte ich auch Dr. Lukasch. Nachdem ich acht Monate keine Psychopharmaka mehr bekommen hatte, wurde ich wieder auf Medikamente eingestellt. Was bekam ich diesmal Schönes? Dr. Lukasch verschrieb mir Nipolept® und Truxal®, beides Mittel gegen die Psychose, wobei Truxal® besonders bei Unruhe- und Erregungszuständen beruhigend wirkt. Mit den neuen Medikamenten fuhr ich mit meinem Vater nach Hause.

In den folgenden drei Tagen war ich sehr aktiv. Ich lief unruhig durch das Haus, redete wie ein Wasserfall und zog mich mehrmals am Tag um. Nachts saß ich draußen vor dem Haus auf der Wiese und meditierte. Dabei betrachtete ich intensiv den Sternenhimmel. Ungeduldig wartete ich auf eine bestimmte wichtige Konstellation, die sich meiner Meinung nach jeden Moment zeigen würde. Ich war überzeugt, dass sich dann etwas Wunderbares ereignen würde. Einmal, als ich allein zu Hause war, fuhr ich mit dem Rad in die Stadt. Ich ließ es irgendwo unabgeschlossen stehen und spazierte durch die Gegend. Wieder war ich von dem Gedanken beseelt, Aufträge ausführen zu müssen: Ich musste zu bestimmten Zeiten an bestimmten Orten sein und mich dort auf eine spezielle Weise bewegen. Das Ende vom Lied war, dass ich erneut von der Polizei eingesammelt wurde, da ich mich auf einem Privatgrundstück »auffällig« verhalten hatte. Die Beamten brachten mich zur Firma meiner Eltern.

Da sich mein Zustand offensichtlich nicht verbesserte und meine Eltern Angst hatten, dass ich in diesem Zustand etwas Dummes anstellen könnte, fuhr mein Vater mich am vierten Tag nach Häcklingen. Nach dem Aufnahmegespräch wurde ich auf die geschlossene Akutstation gebracht. Es war mein vierter Psychiatrieaufenthalt innerhalb anderthalb Jahre. Zunächst wurde, natürlich, ein neues Medikament angesetzt. Truxal® und Nipolept® wurden ersetzt durch das mittelpotente Neuroleptikum Ciatyl®. So langsam kannte ich mich aus mit dem Angebot an Psychopharmaka. Da ich nach drei Tagen einen Nackenstarrkrampf erlitt, wurde mir gegen diese Nebenwirkung zusätzlich Akineton® gegeben. Wenigstens war ich diesmal in der Nähe eines Arztes und wusste, was vor sich ging. Sofort bekam ich die Spritze und das Mittel in Tablettenform.

Auf der Station fügte ich mich schnell in den Alltag ein. Ich wusste ja, wie das Spiel lief. Drei feste Mahlzeiten am Tag, danach jeweils Tablettenausgabe. Rauchen im Raucherzimmer, Fernsehen im Gemeinschaftsraum. Ansonsten gab es nicht viel zu tun. Einmal ging ich zum wöchentlichen Gesprächskreis für Psychoseerkrankte und bereicherte die Gruppe mit Erzählungen über meine Wahnvorstellungen. Ich musste dafür nicht groß in meinem Gedächtnis kramen, denn ich war ja noch mittendrin im psychotischen Schub. Am laufenden Band hatte ich Eingebungen, was ich als Nächstes tun müsste, dachte phasenweise, dass ich Gedanken lesen könne, und erlebte Momente von Verfolgungswahn. Auch der große Fernseher übte massiven Einfluss auf mich aus, immer wieder ging es im laufenden Programm irgendwie um mich.

Ein starker Bewegungsdrang ließ mich unvermittelt auf Stühle springen, die Beine abklopfen, als ob meine Hose voller Sand wäre, oder Fechtbewegungen ausführen. Dem Personal fiel ich außerdem »durch auffällige Bewegungen und theatralische Handlungen« auf, wie ich dem Krankenhausbericht entnehmen kann. Die »theatralischen Handlungen« sind sicher meiner Zeit in der schulischen Theater-AG geschuldet. An einem Tag bekam ich Besuch von gleich vier Freunden auf einmal. Ich durfte die Station nicht verlassen, also führte ich sie in mein Zimmer. Dort hielt ich längere Vorträge darüber, was mich gerade so beschäftigte, und gestikulierte dazu raumgreifend. Viel später erfuhr ich von ihnen, wie erschrocken sie bei jenem Besuch darüber gewesen waren, was für wirres Zeug ich erzählt hatte.

Nach ein paar Tagen wurde mir extrem langweilig. Die psychotischen Symptome nahmen zügig ab. Mir wurde immer mehr bewusst, wo ich mich befand, und ich wollte da wieder weg. In Anwesenheit meiner Eltern führte ich ein längeres Gespräch mit den Ärzten der Station. Darin machte ich unmissverständlich deutlich, dass ich mich wie ein Gefangener fühlte. Außerdem sei mir langweilig. Die Ärzte boten mir die Verlegung auf die offene Station an, aber das reichte mir nicht. Ich wollte wieder nach Hause und drängte auf meine Entlassung.

»Ich hab' genug Psychiatrieerfahrung gesammelt!«

Die Ärzte hatten große Bedenken, da ich aber freiwillig gekommen war, konnten sie nichts weiter tun. Nach nur einer Woche verließ ich das Krankenhaus in Häcklingen.

Die Welt der Zahlen

Es war Mitte September. In rund einem Monat würde mein Studium in Hamburg beginnen. Eingeschrieben war ich längst, nur eine Wohnung fehlte noch. Mein Vater setzte netterweise eine Anzeige ins Hamburger Abendblatt: »Suche Wohnung für meinen Sohn, der in Hamburg ein Mathematikstudium beginnen wird.« Bald war ein Vermieter gefunden. Die Wohnung lag im Stadtteil Uhlenhorst, Felix und Marcel wohnten nur fünf Minuten Fußweg entfernt. Sie hatten gerade mit ihrem Zivildienst in Hamburg angefangen. Die freie Wohnung war im vierten Stock, direkt unter dem Dach. Kleine Küche, kleines Bad, ein Schlafraum und ein Wohnraum. Meine Eltern erklärten sich bereit, die Miete zu übernehmen und mich finanziell zu unterstützen, damit ich nicht zu jobben brauchte.

Mitte Oktober konnte ich einziehen. Mein Vater und mein Großvater halfen mir mit der Möbelschlepperei. Ich war glücklich: mein erstes eigenes Reich! Meine psychotischen Anflüge und Wahnvorstellungen hatten sich mittlerweile zum Großteil gelegt. Die Medikamente wirkten und ich konnte mich im Alltag unauffällig bewegen. Meine Eltern hatten zwar Zweifel, ob ich nach der Episode auf dem Abenteuerspielplatz schon wieder fit genug war, aber ich setzte meinen Willen durch. Seit einem Jahr kämpfte ich dafür, doch noch studieren zu können – so kurz vor dem Ziel sollte mich nichts von diesem Plan abbringen.

Das Studium startete mit einer Orientierungseinheit. Eine Woche lang wurden wir auf den Universitätsalltag vorbereitet und mit den Einrichtungen, wie zum Beispiel den politischen Vertretungen, dem Allgemeinen Studierendenausschuss (AstA), den Fachschaftsräten und Mensen vertraut gemacht. Zum Abschluss verbrachten wir ein Wochenende auf dem Land. Ich hatte bewusst an dieser freiwilligen Woche teilgenommen, um in Ruhe die ersten Kontakte knüpfen zu können. Leider landete ich sofort bei den Kiffern unter den Studienanfängern. Wir bildeten schnell eine Clique von zehn Leuten. Auf dem Land waren wir in Holzhütten mit jeweils acht Betten untergebracht. Alle redeten mit Begeisterung über ihre Drogenerfahrungen, fingen an, Joints zu bauen, und packten ihre Bongs aus. Erinnerungen wurden bei mir wach und an jenem Wochenende warf ich alle Bedenken über Bord und begann wieder mit dem Kiffen. Zwei der Jungs nahmen auch synthetische Drogen, aber da zog ich für mich eine klare Grenze. Kiffen war okay, alles andere tabu. Immerhin.

In der zweiten Woche begann das eigentliche Studium. Es war aufgeteilt in die Bereiche Analysis und lineare Algebra. Zu beiden Themen gab es jeweils eine Vorlesung und eine Übungsgruppe. Die Professoren starteten sofort voll durch. Ich hatte in den Monaten vorher wöchentlich eine Lehrerin der gymnasialen Oberstufe besucht, die privat Mathematiknachhilfe anbot. Sie hatte meine Kenntnisse aus der Oberstufe aufgefrischt und mich auf die ersten Themen des Studiums vorbereitet. Trotzdem war ich von Anfang an heillos überfordert. Der Zug fuhr mit voller Geschwindigkeit los und hängte mich direkt ab. Ich verstand buchstäblich nur Bahnhof und hatte überhaupt keine Ahnung, was vorne an der Tafel verhandelt wurde. Zum ersten Mal konnte ich nachempfinden, was es bedeutet, in Mathe nicht mitzukommen.

In den Übungen wurden die Inhalte der Vorlesung von jungen Dozenten noch einmal aufgearbeitet. Zusätzlich gab es Tutorien, geleitet von älteren Studierenden, die den Stoff in kleinen Gruppen ein weiteres Mal durchkauten. Aber auch diese vielen Wiederholungen erleichterten mir den Zugang kaum. Ältere Semester, die ich im Studentencafé kennenlernte, beruhigten mich.

»So geht es am Anfang so ziemlich jeden. Lass dich nur nicht davon beeindrucken, bleib stur am Ball!«

Manche behaupteten sogar, dass Einzelne bis zum Diplom nicht wirklich verstehen würden, was sie da betrieben.

Jede Woche gab es »Hausaufgaben« zu den aktuellen Themen. Die Bearbeitung dieser Aufgaben war verpflichtend. Wer sie nicht oder nur unzureichend abgab, wurde nicht in das zweite Semester versetzt. Unsere frisch gebildete Clique organisierte sich zwei helle Köpfe, die die Aufgaben ohne Probleme bewältigten und bereit waren, uns ihre Lösungen zur Verfügung zu stellen. Wir trafen uns immer morgens im Keller des Geomatikums, rauchten ein paar Joints und schrieben die Lösungen ab. Es war unsere kleine Kopierwerkstatt.

Mein soziales Leben außerhalb der Universität spielte sich in jenem ersten Semester vor allem an zwei Orten ab. Von Anfang an war ich oft bei Felix und Marcel zu Gast, auch Freunde aus der Heimat besuchten sie regelmäßig. Wir kifften, schauten Videos und hingen miteinander ab. Es war wie in ganz alten Zeiten.

Mein zweiter Aufenthaltsort war Marias Laden in der Markstraße im Karoviertel. Maria war Mitte vierzig und kam aus Brasilien. Sie war klein und hatte sehr lange pechschwarze Haare. Und sie war eine sehr hübsche Frau! Eines Tages war ich durch Zufall in ihrem Laden gelandet. Die Markstraße war damals eine sehr alternativ angehauchte Einkaufsstraße. Eine kleine Boutique neben der anderen, dazu Secondhandläden, die Sechziger- und Siebziger-Jahre-Mode verkauften, sowie Szeneläden für Grufties, Punks und Kiffer. Es gab auch zwei Läden, die sich auf indische und tibetische Folklore spezialisiert hatten, typische Mode, Tücher, Räucherwerk und Ähnliches anboten. Dort deckte ich mich gerne mal mit Hosen und Kapuzenpullovern ein, die typisch für die Goa-Szene waren.

Maria verkaufte aktuelle Secondhandmode. Ihr Laden verfügte außerdem über einen großen Kellerraum mit einer Bar, in dem sie Ausstellungen ermöglichte und ab und zu Partys feierte. Maria und ich waren uns auf den ersten Blick sehr sympathisch. Eigentlich wollte ich nur einmal gucken, was das für ein Laden war. Dabei kamen wir ins Gespräch und ich blieb gleich zwei Stunden bei ihr sitzen. Von diesem Tag an besuchte ich sie regelmäßig und verbrachte manchen Nachmittag neben ihr an der Kasse. Wenn für eine Weile keine Kundschaft kam, rauchten wir auch mal einen kleinen Joint zusammen. Ich unterhielt mich immer gut mit Maria, manchmal saßen wir auch einfach still nebeneinander und lächelten in uns hinein. Jedes Mal traf ich auf interessante Menschen aus dem Viertel, die auf einen Kaffee und einen Schnack hereinschauten. Es war eine sehr subkulturelle Szene, die sich hier tummelte. Ich genoss diese friedlichen Nachmittage bei Maria sehr.

Der Februar begann und das Semester näherte sich seinem Ende. Seit ein paar Wochen gab ich keine Hausaufgaben mehr ab. Unsere Kopierwerkstatt hatte sich irgendwann aufgelöst, da die anderen einsahen, dass sie durch reines Abschreiben nicht weiterkommen würden. Ich für meinen Teil hatte es dann schnell aufgegeben, die Aufgaben alleine zu lösen. Und ich versäumte es, mir eine kleine Arbeitsgruppe zu suchen. Ich ließ das Studium laufen, war lieber bei

Maria im Laden oder bei Marcel und Felix zu Hause. Das erneute Kiffen trug sicherlich dazu bei, dass mir diese Entwicklung egal war. Sehenden Auges fuhr ich mein so lang ersehntes Studium an die Wand.

In fremden Händen

Ich würde das erste Semester nicht erfolgreich abschließen können! Mein Traum war geplatzt. Wie Schuppen fiel es mir von den Augen. Von jetzt auf gleich zog ich mich zurück. Ich verließ die Wohnung nicht mehr, ging nicht an das Telefon und öffnete auch nicht die Tür, wenn Felix und Marcel klingelten. Immer stärker verfiel ich in eine sehr traurige Stimmung und verkroch mich wortwörtlich mit der Decke über dem Kopf.

Nach zehn Tagen standen meine Eltern vor der Tür. Sie machten sich große Sorgen, da selbst Felix und Marcel nicht wussten, was mit mir los war. Ein Zweitschlüssel verschaffte ihnen Zugang zu meiner Wohnung. Ich brach zusammen. Weinend erzählte ich ihnen die ganze Geschichte. Ich schämte mich so sehr und fühlte mich als Versager.

»Deshalb habe ich es nicht geschafft, mich zu melden«, presste ich mit heiserer Stimme hervor.

Meine Eltern nahmen mich mit zu sich nach Hause. Zunächst war noch im Gespräch, dass ich das Semester wiederholen könnte. Als meine Eltern aber nach weiteren zwei Wochen sahen, in was für einem schlechten Zustand ich war, wurde mein Mathematikstudium auf Eis gelegt. Denn auch bei meinen Eltern zog ich mich weiter völlig zurück, starrte die Decke an. Mein Vater kündigte meine Wohnung und gemeinsam bewältigten wir den Umzug. Zu dieser Aktion konnte ich mich gerade noch so aufraffen. Danach versank ich weiter in einer schweren Depression. Es wiederholte sich der Zustand vom vorletzten Sommer: Ich lag den ganzen Tag im Bett, kam nur zu den Mahlzeiten heraus und vernachlässigte meine Körperpflege. Weder wollte ich lesen noch fernsehen. Wenn mich Freunde besuchen wollten, schickte ich meine Eltern vor, um sie abzuwimmeln, oder versteckte mich gleich im Schuppen, um auf Nummer sicher zu gehen.

Meine Freunde versuchten es ein paarmal, dann gaben sie auf. Ich verlor jeglichen Antrieb, gleichzeitig schämte ich mich für meine Verfassung und wollte nicht, dass mich andere so erlebten. Zu den regelmäßigen Terminen bei Dr. Lukasch schleppte ich mich mit letzter Kraft. Es verlangte mir das Äußerste ab, mich so in die Öffentlichkeit zu begeben. Jedes Mal betete ich, dass mir auf dem Weg vom Auto in die Praxis keine Freunde oder Bekannten begegneten. Dr. Lukasch verschrieb mir ein Antidepressivum, das aber kaum eine Wirkung zeigte. Ich kam mir selbst immer mehr wie ein hoffnungsloser Fall vor. Je länger diese Phase anhielt, desto schwerer fielen mir die Besuche bei meinem Neurologen. Manches Mal verkroch ich mich den halben Tag im Schuppen, wenn wieder ein Termin anstand. Meine Eltern wussten zwar bald, wo ich steckte, verzichteten aber darauf, mich mit Gewalt aus meinem Versteck zu holen.

In dieser Zeit entwickelte ich einen Tagtraum, in den ich mich flüchtete und den ich immer mehr ausbaute. Ich stellte mir das Leben nach dem Tod wie eine einzige Party vor. Als Location suchte ich mir ausgerechnet den Abenteuerspielplatz aus. Alle meine Freunde aus der Feierzeit würden da sein. Neben der überdachten Hütte würden große Schalen auf Säulen stehen, die mit allen denkbaren Partydrogen gefüllt sein würden, fein säuberlich nach Sorten getrennt und von allerbester reinster Qualität. Es würde keine Horrortrips geben. Und wenn die Drogenwirkung nachließe, könnte man unbedenklich nachlegen, weil das Gehirn und der Körper sofort wieder frisch und nüchtern sein würden, wie am ersten Tag. Dadurch würde jede Droge so rein und unverfälscht wirken, als nähme man sie zum ersten Mal. Die DJs würden ohne Pause Tag und Nacht auflegen. Die Temperatur würde tagsüber bei angenehmen vierundzwanzig Grad liegen, bei ganz sanftem Wind. Auch nachts würde es nie so kalt werden, dass man im Shirt frieren müsste. Und das alles bis in alle Ewigkeit! So oft wie möglich beamte ich mich in diese Traumwelt. Meine Realität stellte natürlich das krasse Gegenteil dar.

Mit der Zeit hatte ich arge Probleme, nachts zu schlafen. Kein Wunder, der Körper wurde nicht belastet und der Geist erlebte nichts, was er hätte verarbeiten müssen. Auch döste ich tagsüber viel, sodass ich nie wirklich müde war. Wenn überhaupt, übermannte mich ein flacher Schlaf. Hatte ich früher sehr lebhaft geträumt und konnte mich morgens auch meist noch an einzelne Motive erinnern, wurden Träume nun selten und zu einer blassen, fahrigen Erscheinung. Die Tage reihten sich ereignislos aneinander, die Zeit kroch dahin. Monat um Monat verging, über die ich nichts anderes berichten kann. Aus heutiger Sicht schrumpft diese Zeit fast zu einer einzigen Woche zusammen, weil einfach nichts geschah. Verlorene Lebenszeit. Vielleicht brauchte meine Psyche aber auch einfach eine lange Zeit der Ruhe und des Rückzugs, um die sehr anstrengenden psychotischen Schübe zu verarbeiten, zu verdauen.

Meine Eltern sahen, dass es so nicht weitergehen konnte. Sie selbst hatten nicht die Kraft, mich Tag für Tag aus dem Bett zu holen. Stattdessen packten sie mich erneut in Watte und ließen zu, dass ich meinen Rückzug perfektionierte. Die Geschichte wiederholte sich. Und meine Familie litt unter ihrer Hilflosigkeit und ihrer Ohnmacht. Im Sommer entschieden sie sich zu einem drastischen, aber notwendigen Schritt. Nachdem ich vier Monate bei ihnen im Bett gelegen hatte, beantragten sie einen Berufsbetreuer, der meine Gesundheitsfürsorge übernehmen sollte. Sie gaben die Verantwortung für mich ab, da sie eindeutig überfordert waren. Ein Amtsarzt besuchte mich, um sich davon zu überzeugen, dass ich nicht in der Lage war, für mich selbst Verantwortung zu übernehmen. Nach seinem Gutachten wurde ein Betreuer bestellt, der von nun an für mich entscheiden konnte, ob ich zum Beispiel in ein Krankenhaus müsste oder nicht, der mich zu

Arztbesuchen begleiten würde und der meine Finanzen kontrollierte. Er bekam damit umfangreiche Befugnisse, über mein Leben zu bestimmen.

Früher wäre ich entmündigt worden. Seit Anfang der Neunzigerjahre hatte sich die Rechtssituation zu meinem Glück geändert. Der Betreuer würde mein rechtlicher Vertreter sein und sollte, solange es erforderlich wäre, die nötige Hilfestellung leisten, um ein selbstbestimmtes Leben führen zu können. In dem Moment war dieser Vorgang für mich aber äußerst beunruhigend, denn ich ahnte, dass ich aus meiner Wohlfühlzone des totalen Stillstandes gerissen werden würde.

Der Betreuer, der dann schließlich zu uns kam, war ein alter Bekannter. Meine Eltern hatten ihn als Wunschkandidaten angegeben. Rainer Wille hatte früher für das Jugendamt gearbeitet und in dieser Funktion das Pflegekind betreut, das in den Achtzigerjahren in unserer Familie gelebt hatte. In seiner Arbeit ging er völlig auf und bemühte sich wirklich sehr um seine Klienten, das würde ich bald merken. Als ich wusste, dass er kommen würde, stand ich tatsächlich auf, duschte und rasierte mich. Für meine Eltern kam es einem kleinen Wunder gleich. Aber es ist nun einmal ein Unterschied, ob man sich in seinem häuslichen Umfeld und in dem desolaten Zustand, in dem ich mich befand, nur seinen engsten Angehörigen präsentiert oder einem Dritten.

Beim ersten Treffen wollte Herr Wille sich ein Bild von der Situation machen, sich vorstellen und mir seine nächsten Pläne erklären. Er war ernst, aber freundlich. Von Dr. Lukasch hielt er nicht sehr viel. Er kannte einen sehr kompetenten Neurologen in der Nordheide, zu dem er mich gerne bringen würde.

»Ich fahre mit all meinen Klienten zu ihm und sie haben alle sehr positiv von ihm gesprochen. Das würde ich gerne ausprobieren.«

Ich erklärte mich sofort einverstanden. Alles würde besser sein als Dr. Lukasch, der nur Pillen verschrieb und an seinen Patienten überhaupt nicht wirklich interessiert zu sein schien.

Beim nächsten Treffen fuhren wir gemeinsam zu Dr. Justus. Mir war noch etwas mulmig bei der ganzen Sache, aber ich versuchte, tapfer zu sein. Außerdem wollte ich mir vor Herrn Wille keine Blöße geben. Als ich von Dr. Justus aufgerufen wurde, begrüßte er mich mit Handschlag, lächelte mich freundlich und interessiert an und führte mich in sein Sprechzimmer. Dr. Lukasch und Dr. Justus – ein Unterschied wie Tag und Nacht. Ich fühlte mich bei dem neuen Arzt sofort ernst genommen. Ruhig und konzentriert hörte er sich meine Geschichte an, auch wenn ich sie nur zögerlich hervorbrachte, immer auf der Suche nach der passenden Formulierung. Er blickte mich dabei mit prüfendem Blick an. Ich hatte den Eindruck, dass ich diesem Menschen nicht viel würde vormachen können. Daher entschied ich mich dazu, möglichst offen und ehrlich zu beschreiben, wie es mir wirklich ging und wie es in mir aussah. Dr. Justus nahm sich viel Zeit für mich.

»Eine Tagesstruktur ist für Sie jetzt ganz wichtig. Sonst hängen Sie schnell im luftleeren Raum. Da sollten wir uns ein Konzept überlegen.«

Wir vereinbarten, dass ich in vier Wochen wiederkäme. Als Neuroleptikum erhielt ich nun Zyprexa®, ein zu dieser Zeit ganz neues und sehr Erfolg versprechendes Präparat, das außer der Gewichtszunahme nicht die üblichen unangenehmen Nebenwirkungen hatte. Gegen die Depression bekam ich Zoloft®, mit dem man auch bei schweren Depressionen gute Erfahrungen bei gleichzeitig geringen Nebenwirkungen gemacht hatte. Außerdem bekam ich wieder Truxal®, jenes niedrigpotente Antipsychotikum gegen die Unruhezustände. Auf der Rückfahrt besprach mein Betreuer das weitere Vorgehen mit mir. Für ihn war es von elementarer Wichtigkeit, dass ich aus der elterlichen Fürsorge herauskäme. Er versprach, sich Gedanken darüber zu machen und nach einer guten Unterbringungsmöglichkeit zu suchen.

Das nächste Mal hatte er Broschüren von unterschiedlichen Kliniken dabei, die auch längerfristige Therapien anboten und nicht nur für Akutbehandlungen zuständig waren. Aber ich sträubte mich mit Händen und Füßen. In die Psychiatrie, und sei es auch nur eine psychosomatische Einrichtung, wollte ich so schnell nicht wieder. Herr Wille biss bei mir auf Granit. Er war frustriert, spielte aber seine Macht nicht aus, sondern versprach, sich eine Alternative zu überlegen. Tatsächlich kam er mit einem neuen Vorschlag wieder: eine Wohneinrichtung direkt in meiner Heimatstadt. Diese richtete ihr Angebot speziell an psychisch erkrankte Menschen, die zu gesund für ein Krankenhaus waren, aber zu krank, um sich ganz allein zu versorgen. Mir war klar, dass meine Optionen langsam eng wurden. Irgendetwas musste passieren und die Beschreibung dieser Einrichtung hörte sich für mich gar nicht so schlecht an. Man wohnte dort maximal zu viert in Wohngemeinschaften. Es gab ergotherapeutische Angebote im Haus und es waren rund um die Uhr Sozialarbeiter anwesend, die einen bei der Lebensführung, wie zum Beispiel beim Einkaufen, unterstützten. Je nach Bedarf halfen sie dabei, mit dem eigenen Geld oder den Medikamenten umzugehen und eine eigene Tagesstruktur aufzubauen. Sie begleiteten die Bewohner auch zu Behörden, wenn sie es wollten. Ich war mit einer Besichtigung dieser Einrichtung einverstanden.

Bei nächster Gelegenheit war es so weit, ich stellte mich in dem Wohnheim vor. Zum x-ten Mal erzählte ich meine Geschichte, dieses Mal dem Leiter der Wohneinrichtung. Ich hatte mittlerweile eine ganz griffige Zusammenfassung der letzten Jahre parat, die ich routiniert abspulte. Dann wurde mir die Einrichtung gezeigt. Im Erdgeschoss gab es einen Ergotherapieraum und einen Bereich, in dem man bei Interesse gemeinsam frühstücken konnte. Hier war Platz für etwa acht bis zehn Bewohner.

»Jeder, der möchte, übernimmt mal die Verantwortung für das Frühstück, bereitet für die anderen alles vor, kauft frische Brötchen, kocht Kaffee und deckt den Tisch ein«, erklärte mir der Leiter freundlich. »Nachmittags sitzen wir in einer Kaffeerunde zusammen, das funktioniert dann nach dem gleichen Prinzip.«

Hinter diesem Bereich lag ein großes Büro, in dem tagsüber immer zwei der Sozialarbeiter ansprechbar waren, abends saß hier die Nachtwache. Auf drei Stockwerke verteilt gab es acht Wohngemeinschaften mit insgesamt fünfundzwanzig voll möblierten Einzelzimmern. Die ganze Einrichtung war sehr neu, alles wirkte modern, sauber, hell und freundlich. Auf dem großen Gelände der Einrichtung konnte man bei der Gartenarbeit mithelfen und so herausfinden, wie belastbar man körperlich war. Manche der Bewohner arbeiteten bei einer Werkstatt für seelisch und geistig Behinderte. Insgesamt war ich zwar nicht restlos von der Einrichtung begeistert, da ich irgendwie befürchtete, als Behinderter abgestempelt zu werden, aber ich konnte mir dennoch vorstellen, hier einzuziehen. Was blieb mir auch anderes übrig?

Im Wohnheim

Dr. Justus unterstützte die Idee mit dem Wohnheim. Er stellte eine Überweisung aus, sodass mein Betreuer sich um den Antrag auf Kostenübernahme kümmern konnte. Die Bewilligung kam recht schnell, nur auf einen freien Platz in dem Wohnheim musste ich eine ganze Weile warten. Erst Ende September wurde eine Wohnung frei. Bis dahin ließ ich mich immer noch recht deutlich hängen. Doch schließlich konnte ein neuer, hoffentlich besserer Lebensabschnitt beginnen! Ich bezog die einzige Zweier-WG im Haus. Mein Zimmer verfügte über ein normales Bett, einen großen Kleiderschrank, einen Schreibtisch, ein Regal sowie einen Esstisch mit zwei Stühlen. Zudem gab es einen kleinen Balkon, den ich mir teilen musste. Außer meiner Kleidung brachte ich einen kleinen Fernseher und meine Stereoanlage mit, eine Auswahl meiner Lieblingsbücher und Lieblings-CDs. Im zweiten Zimmer wohnte eine junge Frau. Sie war siebenundzwanzig Jahre alt, groß und hatte dunkle kurze Haare. Zwar wirkte sie leicht abwesend durch ihre Medikation und rauchte eine Zigarette nach der anderen, doch machte sie insgesamt einen lieben Eindruck.

Zwei Sozialarbeiter waren mir von nun an zugeteilt. Der eine war in seinen Vierzigern, ein freundlicher und tiefenentspannter Mann, der immer ausgeglichen wirkte. Sascha Rehel war sechsundzwanzig und hatte eine blonde Kurzhaarfrisur. Er war groß, dynamisch, entschlossen, aber immer auch leicht gestresst und kam gerne schnell zum Punkt. Da er nicht so viel älter war als ich mit meinen nun fast dreiundzwanzig Jahren, bot Sascha mir bald das Du an. Wir vereinbarten, dass ich meine Tabletten erst einmal abgab und sie mir täglich zu festen Zeiten einzeln abholen würde. Dieses Verfahren war hier am Anfang üblich. Mit der Zeit würde man schauen, was für einen verlässlichen Eindruck ich machte, und mir dann gegebenenfalls die Tabletten wieder selbst überlassen.

Danach suchten wir nach Möglichkeiten, meinen Tagesablauf zu strukturieren. Ich bot an, mich für den Frühstücksdienst und den Nachmittagskaffee einzutragen, falls dort noch Schichten frei wären. Sascha und sein Kollege mussten mich ein bisschen überreden, bis ich mich bereit erklärte, auch an der Gartengruppe teilzunehmen. Für die Arbeit im Garten konnte ich mich nicht so sehr begeistern, aber mir war bewusst, dass mir eine Beschäftigung an der frischen Luft guttun würde, gerade wegen meines aktuellen Übergewichts. Auch für das ergotherapeutische Angebot trug ich mich ein. So hatte ich schon einige Felder in meinem Wochenplan gefüllt!

»Was wünschst und erhoffst du dir denn von deiner Zeit im Wohnheim?«, fragte mich Sascha.

Ich überlegte kurz, dann beschrieb ich, worunter ich persönlich am meisten litt: meine Rückzugstendenzen, meine Soziophobie und mein Übergewicht.

»Ich weiß nicht, was ich mit meinem Leben machen will ...«

Langfristig wollte ich mir neue berufliche Perspektiven erarbeiten und mir darüber klar werden, wie ich das erreichen könnte. Alles, was wir besprachen, wurde schriftlich festgehalten, damit wir es bei Gelegenheit überprüfen und anpassen konnten.

Im Anschluss an dieses Gespräch streifte ich unschlüssig durch den Hausflur im Erdgeschoss. Es war früher Abend; ich wusste noch nicht genau, wer hier alles wohnte, und würde meine neuen Mitbewohner erst mit der Zeit alle kennenlernen. Da traf ich auf zwei Jungs in meinem Alter, beide groß und dunkelhaarig. Was soll's, dachte ich. Du wolltest an deiner Kontaktscheue arbeiten, also dann Angriff!

Mutig sprach ich die beiden an und stellte mich ihnen vor: »Hallo, ich bin der Neue.«

Na toll. Doof, aber wahr. Da musste ich jetzt durch. Einer von beiden hieß Rüdiger. Rüdiger war hager und hatte lange wirre Haare, Typ Computernerd. Der andere war ein kräftiger stämmiger Kerl und wirkte etwas verlangsamt. Ich fragte, was sie heute Abend noch vorhatten. Sie musterten mich prüfend und etwas misstrauisch.

»Wir wollten einen Videoabend machen ...«, sagte der Kräftige zögerlich.

»Au ja, darf ich mitkommen?«

Wieder dieser prüfende Blick. Dann traf Rüdiger eine Entscheidung.

»Ja klar, komm in einer halben Stunde. Wir treffen uns bei mir in der WG im zweiten Stock.«

Hey, ein Anfang war gemacht. Rüdiger stellte sich dann tatsächlich als Computerfreak heraus. In seinem Zimmer standen mehrere Rechner, die zum Teil halb zerlegt waren. Wir hatten einen unterhaltsamen Abend. Die Jungs waren eigentlich ganz nett und ich war froh, so schnell Anschluss in meinem Alter gefunden zu haben. Ich bekam die ersten internen inoffiziellen Infos, wie das hier in dem Laden so lief, wie die einzelnen Sozialarbeiter drauf waren und was es noch für Bewohner gab. Es hörte sich alles ganz okay an. Und den Rest würde ich ja selbst erleben.

Wie sich herausstellte, hatte ich an meinem ersten Tag Glück gehabt. So viele Bewohner in meinem jungen Alter gab es gar nicht. Außer uns dreien wohnte nur noch ein weiterer junger Mann im Haus: Constantin. Drei Frauen, darunter auch meine Mitbewohnerin, waren um die dreißig. Der Rest bewegte sich irgendwo zwischen fünfunddreißig und fünfunfünfzig Jahren, was aus meiner Sicht schon recht alt war. Mit der Zeit lernte ich so ziemlich jeden Bewohner des Hauses gut kennen, denn ich sollte über zwei Jahre hier wohnen bleiben. Und die meisten blieben mir in dieser Zeit als Hausgenossen erhalten. Das ahnte ich da jedoch noch nicht ...

Constantin lernte ich erst nach ein paar Tagen kennen. Er nahm zu dieser Zeit nur selten am gemeinschaftlichen Frühstücken oder Kaffeetrinken teil, ich sah ihn nicht in der Gartengruppe und auch nicht bei der Ergotherapie. Hauptsächlich war er in seinem Zimmer aufzufinden. Erst durch Rüdiger kam ich in seine Nähe. Constantin hatte sein Zimmer im ersten Stock. Er hatte ähnlich wie Rüdiger immer etwas an seinem Computer zu optimieren. Aber im Gegensatz zu diesem hatte er darüber hinaus auch andere Interessen, nicht zuletzt seine Freundin, die praktisch auf Dauerbesuch war. Und eine Bong, die regelmäßig in Betrieb war.

Ja super, ich schaffte es auch überall, Genossen aufzutreiben, und wenn es auch nur ein einziger Mohikaner war. Ich hatte die Joints an der Uni mit Felix, Marcel und Maria noch in guter Erinnerung. Nun war ich durch den Rückzug volle neun Monate quasi zwangsabstinent gewesen. Kaum wagte ich die Rückkehr ins soziale Leben, lief mir diese Droge wieder über den Weg. Ich war noch weit davon entfernt, mich ernsthaft von den Drogen zu lösen. Klar, zu synthetischen Drogen sagte ich eindeutig Nein, und das bereits seit fast drei Jahren. Aber vom Kiffen konnte ich einfach nicht lassen.

Gerne ließ ich mich bei Constantin nieder, der mir durch seine ruhige entspannte Art sofort sympathisch war. Außerdem spürte ich ein gewisses zurückhaltendes Wesen bei ihm, das mich von Haus

aus ebenfalls ausmachte. Er hatte zum Teil ähnliche Erfahrungen gemacht, durch Drogenkonsum eine Art von Psychose erlebt. Schnell erkannte ich in Constantin einen Seelenverwandten. Schon bald hingen wir fast täglich ab.

Langsam überwand ich die Hürden der neuen Situation. Das Leben im Wohnheim wurde für mich zum Alltag. Ich war schon drei Monate im Haus, da stieß ein neuer Bewohner zu uns: Ryan, Engländer, Ende dreißig, deutlich über ein Meter achtzig groß, hager und durchtrainiert. Seine Haare trug er raspelkurz. Vor ein paar Jahren hatte er einen schlimmen Motorradunfall gehabt, lag daraufhin eine Zeit lang im Koma und musste am Kopf operiert werden. Seitdem klagte er oft über Schmerzen im Kopf und in den Beinen. Gegen dieses Leiden kiffte er täglich. Als junger Mann war er als Soldat nach Niedersachsen gekommen und hier hängen geblieben. Er hatte eine Frau kennengelernt und eine Familie gegründet. Seine Frau hatte sich in der Zwischenzeit von ihm getrennt und lebte mit den beiden halbwüchsigen Töchtern in einem Nachbarort. Ryan litt sehr stark unter der Trennung von seinen Mädchen. Constantin und ich freundeten uns schnell mit ihm an. Klar, wir hatten ja auch ein gemeinsames Hobby. Aber wir schätzten Ryan bald auch als aufrichtigen, ehrlichen und zuverlässigen Freund.

Sobald die Tage wärmer wurden und man draußen sitzen konnte, begab ich mich an meine alte »Wirkstätte«, den Stadtpark in der Nähe des Gymnasiums. Hier, auf einer großen Wiese, hatte ich schon als jugendlicher Schüler jeden Sommer mit meinen Freunden unter einer schattigen Birke gesessen – liebevoll tauften wir sie »unsere Birke«. Mittlerweile ließ sich dort nachmittags eine neue Generation von Schülern nieder, die ich nicht mehr kannte. Ich war bald vier Jahre aus der Schule raus, selbst von den Abiturienten kannte ich nur ein paar mit Namen, es waren zumeist die kleinen Geschwister von ehemaligen Schulkameraden. Aber auch von denen sah ich im Park niemanden. Wen ich traf, das war eine Clique von zehn Teenagern im

Alter von vierzehn bis sechzehn Jahren. Eines Tages setzte ich mich einfach zu ihnen und erzählte, dass ich in ihrem Alter auch immer unter der Birke gesessen hatte. Sie waren noch so jung, um neugierig und aufgeschlossen genug zu sein, mich ohne Weiteres in ihren Kreis aufzunehmen. Natürlich nicht sofort als »Vollmitglied«, aber meine Anwesenheit wurde trotz des Altersunterschiedes geduldet.

Und anwesend war ich in nächster Zeit öfter, denn diese Clique faszinierte mich durch ihre Offenheit, ihre Ehrlichkeit und ihre starke Verbundenheit untereinander. Dies waren wirklich Freunde, die füreinander da waren und sich richtig zuhörten, nicht nur eine lose Zufallsgemeinschaft. Ich fühlte mich an alte Zeiten erinnert, an meine eigene Clique, an schöne Erlebnisse und Erfahrungen. Nur war meine ehemalige Clique eher eine »Boyband« gewesen, hier saßen genauso viele Mädchen wie Jungen. Es gab zwei Pärchen innerhalb der Gruppe, die übrigen waren alle gerade solo. Religion war ein wichtiges Thema für die Gruppe, die Hälfte war Mitglied in einer freikirchlichen christlichen Gemeinde, zum Teil durch die Eltern, zum Teil durch die Clique. So war eine der ersten Fragen, die mir gestellt wurde, woran ich glaubte.

»Hm. Mich zieht der Buddhismus an, die Esoterik. An Gott glauben oder Gott im Allgemeinen, ich weiß nicht ...«, antwortete ich schwammig.

In den folgenden Monaten freundete ich mich mit der Gruppe immer stärker an. Im Sommer saßen wir zusammen im Park oder bei schlechtem Wetter in der Kneipe, in der sich schon zu meiner Zeit die Schüler getroffen hatten. Manchmal besuchten sie mich zu zweit oder zu mehreren im Wohnheim, auf einen Schnack oder auch mal für einen Videoabend. Mit Begeisterung führte ich sie in meine größere Auswahl von ausgefallenen und skurrilen Filmen ein. Ich genoss ihre Gesellschaft unheimlich, fühlte mich bei ihnen immer aufgehoben und akzeptiert, so, wie ich war. Im Laufe der Zeit verliebte ich mich in eines der Mädchen aus der Clique, in Annika. Sie war eher klein, hatte lange dichte und blonde Haare, grüne Augen und ein ansteckendes dreckiges Lachen. Annika war in Benehmen und Auftreten ein recht burschikoser Typ, ja geradezu eine Rampensau. Ihr war nichts peinlich, sie machte jeden Scheiß mit großer Freude mit. Ich fand ihre Art klasse und sie selbst wunderschön. Leider gehörte sie zu einem der zwei Pärchen in der Gruppe und war für mich daher tabu.

Meine Zeit verbrachte ich nun entweder mit der Clique oder mit Constantin und Ryan. Diese beiden Freundeskreise verknüpfte ich nicht miteinander, da ich die Teenager nicht zum Kiffen animieren wollte. Sie würden schon selbst ihre eigenen Erfahrungen machen, wenn es an der Zeit wäre, da hielt ich mich lieber bedeckt. Bei Constantin und Ryan war das schon etwas anderes. Es blieb nicht aus, dass wir uns in der vielen Zeit, die wir zusammen verbrachten, von unserer Vergangenheit erzählten. Wir unterhielten uns regelmäßig über unsere Erlebnisse und Erfahrungen mit Drogen, die wir bereits gesammelt hatten. Constantin und seine Freundin zeigten sich dabei sehr interessiert an meinen Erzählungen über die Goa-Szene. Es war eine völlig unbekannte Welt für sie, eigentlich waren sie mit elektronischer Musik kaum vertraut. Ich schwärmte ihnen von den Partys vor, malte die Szene in den buntesten und schönsten Farben: die mitreißende Musik, stundenlanges Tanzen, schillernde Dekorationen, superliebe Menschen! Mit der Zeit redete ich ihnen den Mund wässrig; sie wollten es auch erleben.

Aber wir gingen erst im Sommer gemeinsam auf die Piste. Mit Indoorpartys hatte ich vorerst nichts mehr am Hut, das winterliche Feiern in engen verschwitzten Klubs war mir zu heftig. Dort wurde man zu intensiv mit dem krassen Drogenkonsum konfrontiert, es gab kaum Ausweichmöglichkeiten. Auf schöne Open Airs hatte ich dagegen wieder Lust. Barfuß unter freiem Himmel tanzen, mit einem Lächeln im Gesicht – ich konnte mir nichts Schöneres vorstellen.

Um wieder abzunehmen und fit zu werden, hatte ich mir ein Sportprogramm verordnet. Wie zwei Jahre zuvor schwamm ich meine Bahnen und fuhr seit dem Frühling auch wieder Rad. Ich war nicht ganz so konsequent wie beim ersten Mal, das Abnehmen dauerte diesmal etwas länger. Erst gegen Ende des Jahres sollte ich zu meiner alten Figur zurückfinden. Nichtsdestotrotz ging es voran, ich wurde schrittweise fitter. Dr. Justus setzte zudem das Antidepressivum ab, da es mir auch in dieser Hinsicht deutlich besser ging.

Mit Constantin und seiner Freundin fuhr ich dann auf zahlreiche Open Airs. Sie waren vollends begeistert von der immer noch lebendigen Szene und waren schnell Feuer und Flamme für immer neue Partys. Ich selbst traf kaum noch alte Bekannte. Die Szene hatte sich gewandelt. Es liefen nicht nur jede Menge neuer Gesichter herum, auch die Drogenschwerpunkte hatten sich verlagert. Es wurde immer weniger LSD konsumiert, das war den meisten mit der Zeit doch zu heftig geworden, und Ecstasy hatte einen immer schlechteren Ruf bekommen. So konzentrierten sich die Leute mehr auf Speed und Kokain, was sowohl die Musik mit der Zeit veränderte als auch die Stimmung auf den Partys. Das alles bekam ich aber nur am Rande mit, ich selbst wollte mit den »harten« Drogen nichts mehr zu tun haben und rannte stattdessen meinen Erinnerungen hinterher. Beim Tanzen versuchte ich, ähnliche Glücksgefühle wie früher zu empfinden, doch es gelang mir nur in den seltensten Fällen.

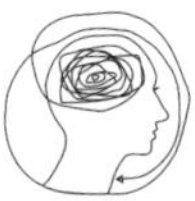

Ein Indianer

Mit der Zeit richtete ich mich in dieser Lebenssituation ein, ein gewisser Stillstand ging damit einher. Ich war zufrieden, mit Ryan und Constantin zu kiffen, mit Annikas Clique im Park zu sitzen, ab und zu auf Partys zu fahren und mir über meine Zukunft nicht weiter Gedanken zu machen. Bald wohnte ich ein Jahr im Wohnheim, da drängten meine beiden Betreuer langsam darauf, dass ich mir konkrete Pläne für die Zukunft überlegen sollte. Ich konnte sie über eine längere Zeit hinhalten, irgendwann dachte ich wirklich nach. Ich wollte ja doch nicht ewig in der Kleinstadt bleiben, in der ich aufgewachsen war. Vor allem aber wollte ich raus aus dieser Wohnheimsituation. Das Stigma der Krankheit und der Unselbständigkeit schwebte beständig über mir, zwar meist verdrängt, aber im Hintergrund doch immer vorhanden. Außerdem waren Ryan und Constantin mittlerweile beide ausgezogen und hatten jeweils eigene Wohnungen in der Stadt gefunden. Ich kam mir langsam wie der allerletzte Mohikaner im Wohnheim vor. Ich dachte also nach ...

Mein großer Traum, die Mathematik, war geplatzt. Aber ich hatte auch immer einen heimlichen zweiten Traum gehabt, seit ich in der achten Klasse das erste Mal auf der Bühne gestanden hatte: die Schauspielerei. Mir war das ganze Metier als Beruf nur zu unsicher gewesen, da war ich zu sehr Vernunftmensch. Mein rationaler Plan war aber gescheitert. Nun war ich der Ansicht, frei tun zu können, was ich wirklich wollte. Allerdings, so richtig auf die Bühne zog es mich mittlerweile nicht mehr. Das Schauspielern war mir mit viel zu viel Lampenfieber und Aufregung verbunden. Angst vor Patzern hatten mich bei jeder Vorstellung begleitet, noch heute habe ich Albträume darüber, ohne Text auf der Bühne zu stehen. Die ganze Arbeit an und mit Theaterstücken, die Welt der Bühne, das übte dennoch eine ungebrochene Faszination auf mich aus. Ich konnte mir gut vorstellen, später in irgendeiner Form am Theater zu arbeiten, sei es als Regisseur, als Dramaturg oder sonst wie hinter der Bühne. Also kam ich auf die Idee, Theaterwissenschaften zu studieren. Am besten in Hamburg, denn ich spürte, das war meine Stadt.

In diese Zeit fiel der sechzehnte Geburtstag von Annika. Sie feierte zu Hause bei ihren Eltern, zusammen mit der ganzen Clique. Es war ein rauschendes Fest, auch wenn kaum Alkohol floss. Zum Schluss tanzte Annika auf dem Tisch, wir standen alle drum herum und klatschten. Für mich war sie in diesem Moment die Verkörperung von Aphrodite und die jugendliche Unschuld zugleich. Ein wunderschönes Wesen, das sich seiner Anmut selbst noch gar nicht bewusst war. Ich betete Annika an. Kurz vor der Party hatten sie und ihr Freund ihre Trennung verkündet. Ich sah meine Chance gekommen. Nachdem alle anderen Gäste gegangen waren, blieb ich noch und gestand Annika meine Gefühle. Sie war verwirrt und erbat sich Bedenkzeit. Diesem Wunsch kam ich gerne nach.

Da ich das Ansinnen meiner Betreuer, mich von der Wohneinrichtung zu emanzipieren, anfangs torpediert hatte, war einiges an Zeit vergangen. Der zweite Winter im Wohnheim näherte sich dem Ende, als ich schließlich ernsthaft nach einer Wohnung in Hamburg suchte. Ich war mittlerweile vierundzwanzig Jahre alt. Meine Krankheitsgeschichte mit all ihren Hochs und Tiefs dauerte nun schon vier volle Jahre an. Ich hoffte, dass ich das Ärgste hinter mir hatte und nun endlich mein Leben anfing. Jetzt sollte ich doch genug Lebenszeit verloren haben. Es musste vorangehen, denn langsam wurde mir bewusst, dass ich meinen Altersgenossen hinterherhinkte. Manche von ihnen näherten sich längst dem Ende ihres Studiums. Und ich hatte noch so gar nichts vorzuweisen ...

Langsam wurde es auch Zeit, mich an der Universität zu bewerben. Dabei musste ich zu meiner Überraschung und großen Enttäuschung feststellen, dass der Studiengang in Hamburg nicht angeboten wurde. Dass man Theaterwissenschaften dort gar nicht studieren konnte, dass ich für diesen Studiengang nach Berlin, München, Leipzig, Gießen oder Hildesheim hätte gehen müssen, wusste ich nicht und hatte es auch gar nicht erst recherchiert. Ich war überzeugt davon gewesen, dass es an der großen Hamburger Universität auch diesen Studiengang geben müsste. Meine Betreuer im Wohnheim wussten es auch nicht besser und hatten mich nach Kräften in meinem Ansinnen unterstützt. Nun kam ich etwas ins Rudern, aber Sascha hielt mich bei der Stange.

»Andere Stadt oder anderer Plan«, das war seine klare Ansage.

Doch ich wollte weiter nach Hamburg, ich hatte mich festgebissen in die Vorstellung, dass ich nur dort mein Glück finden würde. Relativ kurzfristig bastelte ich mir einen neuen Plan. Ich wollte kleinere Brötchen backen und strebte nun eine Ausbildung im Buchhandel an. Dies auch vor dem Hintergrund, dass ich gar nicht wusste, wie ich ein Studium hätte finanzieren sollen. Meine Eltern signalisierten mir nämlich, dass sie nicht mehr über die finanziellen Mittel verfügten, um mich voll zu unterstützen. Nun also der Buchhandel. Zusammen mit meinen Betreuern arbeitete ich an einer aussagekräftigen Bewerbung. Die Erkrankung und die Krankheitsphasen überspielte ich dabei, so gut es ging. Ich schrieb mehrere Buchhandlungen in Hamburg an und erhielt schließlich fünf Einladungen zum Bewerbungsgespräch. Doch so gut ich es auch versuchte, mich selbst darzustellen, es wurde bei keiner dieser Buchhandlungen etwas.

Ich war schon kurz davor, zu verzweifeln, da bekam ich einen Tipp von Marcel. Er hatte in der Innenstadt gesehen, dass die Wohlthat'sche Buchhandlung einen Auszubildenden suchte. Sie verkaufte vor allem verbilligte Bücher, Hörbücher und CDs. Sofort meldete ich mich bei dieser Buchhandlung, um zu erfahren, ob das Gesuch noch aktuell war und an welche Filiale ich meine Bewerbung schicken sollte. Ich hatte Glück, man suchte tatsächlich noch und zwar für die Filiale im Univiertel. Schnell rief ich bei dieser Filiale an. Dort war man sehr erfreut über meinen Anruf, ich sollte gleich vorbeikommen und meine Bewerbungsmappe einfach mitbringen. Ich fuhr also nach Hamburg und stellte mich persönlich in der Buchhandlung vor. Vom Filialleiter wurde ich enthusiastisch empfangen, offenbar hatten sie nicht so sehr viele Bewerbungen erhalten. Ich erzählte von meinem persönlichen Werdegang, von meinem Zivildienst und meinem kurzen Versuch an der Universität.

»Und nun haben Sie wohl genug studiert«, sagte der Chef freundlich. Er freute sich sichtlich über mich und blätterte meine Mappe nur kurz durch. »Sieht ja alles ganz ordentlich aus«, war sein wohlwollender Kommentar.

Er erzählte mir, was das Besondere an der Arbeit in seiner Filiale sei und welche Aufgaben auf mich zukommen würden.

»Also, von meiner Seite aus steht einer Einstellung nichts im Wege. Ich muss das natürlich noch mit der Zentrale abklären«, verkündete er schließlich.

Ich konnte kaum sagen, wer von uns beiden sich mehr freute. Glücklich und zufrieden fuhr ich nach Hause. Schon am nächsten Tag erhielt ich einen positiven Anruf aus Hamburg. Wir verabredeten den kommenden Freitag, um den Ausbildungsvertrag zu unterzeichnen. Dazu sollte ich nachmittags gegen fünfzehn Uhr in die Filiale in der Grindelallee kommen.

Der Freitag brach an und ich fuhr mit dem Zug in die Stadt. Viel

früher als nötig, da ich mittags noch Maria in ihrem Laden besuchen wollte. Wir saßen zusammen hinter ihrer Kasse und quatschten gemütlich, rauchten wohl auch einen Joint. Nach einer Weile wollte ich mich etwas zurückziehen. Ich ging in Marias Keller, setzte mich auf ein Sofa und begann, zu meditieren. Später entdeckte ich ein Paar Bongotrommeln. Ich nahm sie auf meinen Schoß und versenkte mich in einen hypnotischen Rhythmus. Lange Zeit trommelte ich mit Hingabe. Plötzlich bekam ich Besuch. Ein großer Mann mit langen, dünnen und dunklen Haaren stieg zu mir in den Keller herab. Er war um die vierzig, wirkte aber durch seinen Blick noch älter und vor allem weise. Ich stellte indianische Gesichtszüge fest und sprach Englisch mit ihm.

Wir begaben uns an die kleine Bar, die an der Stirnseite des Kellerraums lag. Der Mann lobte mein Trommelspiel und packte seinen Tabak aus. Die Tabakpackung war mit einem Gummi umwunden und sah sehr abgenutzt aus. Es war nur noch wenig Tabak in ihr enthalten. Er drehte sich eine schmale Zigarette und bot mir ebenfalls von seinem Tabak an. In der Zwischenzeit hatte ich mir den Mann genauer angesehen, da schlug es plötzlich wie ein Blitz in mich ein: Dieser Mann war Anthony Kiedis, der Sänger der Red Hot Chili Peppers! Er war extra wegen mir gekommen und nun stand ich hier und rauchte eine Zigarette mit Anthony Kiedis! Ich spürte, dass wir eine Art Friedensritual mit dieser Zigarette zelebrierten. Seinen Tabak packte er sicher nur noch selten aus. Deswegen sah die Packung auch so abgewetzt aus. Ich fühlte mich unsagbar geehrt, diese Zigarette mit diesem Mann zu rauchen. Beinahe wäre ich vor Respekt im Boden versunken, aber sein Auftreten machte mir deutlich, dass er mich als ebenbürtig anerkannte. Wir unterhielten uns auf Augenhöhe, zwei Suchende und Wanderer »under the bridge«.

Mittlerweile wäre es höchste Zeit gewesen, zur Buchhandlung zu gehen, zu meinem eigentlichen Termin. Aber das war völlig egal geworden. Ich entschied mich nicht einmal bewusst, diesen Termin sausen zu lassen, sondern vergaß es schlicht. Oder besser: Ich verdrängte es. Hauptsächlich unterhielten wir uns über unsere Väter. Über das schwierige Vater-Sohn-Verhältnis im Allgemeinen und die Ansprüche eines Vaters im Besonderen. Mir blieb vor allem ein Satz des Indianers im Gedächtnis: »My father is not proud of what I do either!« Sein Vater war offenbar auch nicht stolz auf ihn, egal wie erfolgreich er auch sein mochte. Für mich waren das tröstende Worte, sie animierten mich dazu, mich zu emanzipieren von der Meinung meines eigenen Vaters. Dann verschwand der mysteriöse Mann. Ich hatte die Friedenspfeife mit ihm geraucht und er hatte mir mit seiner Weisheit sehr weitergeholfen. An seiner gelassenen Ausstrahlung wollte ich mir ein Vorbild nehmen.

Als ich mich wieder neben Maria setzte, schaute sie mich mit einem respektvollen Blick an. Ich wusste, dass sie wusste, mit wem ich mich unterhalten hatte. Aber ich verlor kein Wort darüber, dieses Treffen würde unser Geheimnis bleiben. Im Nachhinein wurde mir klar, dass ich Anthony durch mein Trommeln herbeigerufen hatte, ja geradezu herbeibeschworen. Viele Jahre redete ich mit keiner Menschenseele über diese kleine Episode. Ich befürchtete, dass mir niemand Glauben schenken würde, und hatte keine Lust, dass mir jemand diese wertvolle Erinnerung kaputt machte. Dann wurde mir langsam bewusst, dass ich meinen Termin in der Buchhandlung verpasst hatte. Ich machte mir aber keine großen Sorgen. Direkt morgen würde ich anrufen, das war sicher kein Problem. Am Abend ging ich auf eine private Party eines Freundes und feierte unbeschwert.

Am nächsten Vormittag meldete ich mich bei der Wohlthat'schen Buchhandlung. Mein Chef in spe war sehr ungehalten.

»Den Ausbildungsplatz haben wir an eine andere Bewerberin vergeben. Nicht zum Unterschreiben auftauchen, so brauchen wir ja gar nicht erst anzufangen!«, erklärte er kurz angebunden und legte auf.

Ich war total überrascht und schockiert. So hatte ich mir das nicht vorgestellt. Erst jetzt wurde mir klar, wie dämlich ich mich verhalten hatte. Was mir allerdings nicht bewusst wurde, war der leicht psychotische Charakter jener Begegnung mit dem Indianer.

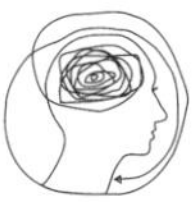

Der Eremit

Zurück im Wohnheim ließ ich mich erst einmal hängen. Ich hatte für den Moment keine Lust mehr auf neue Pläne. Selbst das Kiffen machte mir keinen Spaß. In der letzten Zeit musste ich feststellen, dass mir bei jedem einzelnen Joint entweder schlecht wurde oder ich mittelschwere Anfälle von Paranoia bekam. Es tat mir nicht mehr gut. Nach längerem Überlegen traf ich eine Entscheidung: Ich würde endgültig den illegalen Drogen abschwören. Im Laufe des Junis rauchte ich meinen allerletzten Joint.

Anfang Juli kam der nächste Rückschlag. Ich musste miterleben, wie Annika mit einem guten Freund von mir zusammenkam. Er lebte mit gemeinsamen Freunden, unter anderem mit Jens, auf einem Bauernhof mitten im Nirgendwo, den er von seinem Großvater geerbt hatte. Ab und zu veranstaltete er dort größere Feiern. Zu einer dieser Feiern waren auch einige aus Annikas Clique eingeladen. Jener Freund absolvierte gerade seinen Zivildienst in meiner Heimatstadt und kam in seiner freien Zeit auch gerne mal in den Stadtpark. Ich hatte die beiden einander mehr oder weniger vorgestellt. Und nun das: Ich beobachtete, wie Annika sich neben ihn auf eine Liege gesellte, und plötzlich knutschten die beiden! Nach außen versuchte ich, die Fassung zu bewahren, aber in mir drin brach eine Welt zusammen.

In den folgenden Wochen verließ mich schrittweise der Lebensmut. Ich zog mich in meine Wohnung zurück und brach meine vielfältigen Kontakte von einem Tag auf den anderen ab. Mir fiel es immer schwerer, selbst einfachste Dinge wie meine Einkäufe zu erledigen. Wenn meine Vorräte alle waren, bediente ich mich bei meinem neuen Mitbewohner, der vor Kurzem gekommen war, natürlich ohne zu fragen. Meine Schamgrenze und meine Hemmungen sanken, da ich mich kaum aufraffen konnte, das Haus zu verlassen. Meine psychische Verfassung verschlimmerte sich zusehends. Ziemlich schnell rutschte ich in Suizidgedanken ab. Ich erinnerte mich an meine früheren Versuche, die alle gescheitert waren. Den einzigen »ernsthaften« Anlauf, die Einnahme einer großen Menge Schlaftabletten, wollte ich allerdings nicht wiederholen. Zu grausig waren die Erinnerungen an die damaligen Umstände. Eine Weile überlegte ich hin und her. Da war doch mal dieser recht schwachsinnige Plan, mich selbst auszuhungern? Wenn man das richtig aufziehen würde!

Ich brauchte noch ein paar Tage, um mich psychisch vorzubereiten, oder besser: um die Entschlossenheit für diese Tat zu finden. Dann packte ich meine Campingausrüstung zusammen und verließ bei Nacht und Nebel das Wohnheim. Ich marschierte direkt in den Wald, der bald hinter dem Wohnheim begann. Dort kannte ich mich gut aus. Nach nur drei Kilometern fand ich eine Stelle mitten im Unterholz, die weit genug von den Wanderwegen entfernt lag, um nicht sofort entdeckt zu werden. In der Dämmerung baute ich mein Zelt auf und ging erst einmal schlafen. Ich hatte nichts zu trinken und nichts zu essen mitgenommen. Diesmal wollte ich Ernst machen.

Zu meiner Beschäftigung hatte ich zwei dicke Bücher eingepackt, Science-Fiction-Romane, die ich als Jugendlicher sehr gern gelesen hatte. Sehr viel zu erzählen gibt es von den folgenden Tagen nicht. Tagsüber las ich, nachts schlief ich. Die ersten vier oder fünf Tage hielt ich durch, weder Durst noch Hunger wurden so übermächtig, dass ich die Aktion abgebrochen hätte. Anfangs verließ ich das Zelt noch öfter zum Pinkeln, das wurde aber immer seltener nötig. Etwa am sechsten Tag übermannte mich der Hunger und ich kletterte aus dem Zelt. Ich stand schon etwas wackelig auf den Beinen. Energielos pflückte ich mir ein paar Beeren, die rund um mein Zelt wuchsen. Nach zehn Minuten war ich vom Bücken völlig erschöpft und zog mich in das Zelt zurück.

In der folgenden Nacht regnete es stark. Am nächsten Morgen schöpfte ich etwas Regenwasser, das sich auf dem Dach des Vorzeltes gesammelt hatte, und trank es. Tagsüber regnete es schwach weiter. Leider war mein Zelt nicht mehr richtig wasserdicht. In der zweiten Nacht mit Regen war es an manchen Stellen durch. Ich wurde wach, weil meine Füße sehr kalt waren, und musste feststellen, dass mein Schlafsack bis zu den Knien feucht war. Ich wusste mir nicht anders zu helfen, als die Beine etwas hochzuziehen. In einer unbequemen Lage schlief ich unruhig weiter.

Es regnete immer weiter. Auch die folgenden beiden Tage trank ich etwas Regenwasser aus meinem Vorzelt. Mittlerweile war ich körperlich völlig am Ende. Am Lesen hatte ich schon vor Tagen die Lust verloren. Ich lag nur noch da und wartete, verkroch mich in meinem halb durchnässten Schlafsack und beobachtete die Insekten an der Zeltdecke. Am zwölften Tag stellte ich seltsame Schluckbeschwerden fest. Mein Hals war ganz trocken und wenn ich abhusten wollte, kam nur ein wenig weißer Schleim heraus. Es fühlte sich so gar nicht gut an. Mir wurde bewusst, dass ich an meine Grenzen kam, dass es bald zu Ende sein würde. Zumindest würde ich es bald nicht mehr schaffen, die Aktion abzubrechen und zurückzulaufen. Die Kraft dafür würde mir schlicht fehlen.

Ich haderte mit der Situation. Wollte ich wirklich sterben? Hier und jetzt, in meinem durchnässten Zelt? Erst mit der einsetzenden Dämmerung fasste ich einen Entschluss: Ich würde zurückgehen, der Lebenswille hatte gesiegt. Um das Zelt abzubauen oder irgendetwas zu ordnen, fehlte mir eindeutig die Kraft. Niemals hätte ich den Rucksack mit all meinem Zeug jetzt tragen können. Daher verließ ich alles so, wie es war, und kletterte aus meinem Zelt. Ich ging zwei Schritte, dann sank ich zu Boden, ich brach förmlich zusammen und musste mich ausruhen. Nach etwa fünf Minuten ging ich mehrere weitere Schritte, musste mich wieder hinsetzen und Luft schöpfen. So ging es quälend weiter, wobei die Pausen kürzer und die Anzahl der Schritte langsam mehr wurden.

Am Ende brauchte ich für den Rückweg mehrere Stunden, für den ich zwölf Tage zuvor keine halbe Stunde gelaufen war. Ich traf am Wohnheim ein. Die Nachtwache saß noch in ihrem Büro. Vorsichtig wartete ich ab, bis sie das Licht löschte und sich zum Schlafen in den ersten Stock in den Bereitschaftsraum begab. Dann schlich ich mich zum Eingang. Der Schlüssel zum Haus und zu meiner WG war das Einzige, was ich bei mir führte. Ungesehen gelangte ich bis in meine Wohnung. Dort bediente ich mich erst einmal bei den Vorräten meines Mitbewohners. Essen konnte ich noch nicht, dazu war mein Hals zu verschleimt und zu verklebt. Aber Trinken, mein Gott!

Im Kühlschrank entdeckte ich eine Packung Orangensaft. Ich nahm einen großen Schluck, erbrach ihn aber sofort wieder in die Spüle. Fruchtsäure. Keine gute Idee. Stattdessen trank ich ein paar Schlucke Leitungswasser. Schon besser. Was für eine Wohltat. Dann kuschelte ich mich in mein Bett. Nach dem nassen Schlafsack der letzten Tage war es der pure Luxus. Aber richtig entspannen konnte ich trotzdem nicht. Es war mir klar, dass ich über kurz oder lang in meinem Zimmer entdeckt werden würde. Ich hatte große Angst, mich den Sozialarbeitern, Herrn Wille und vor allem meinen Eltern zu stellen. Zwölf Tage war ich ohne Lebenszeichen fort gewesen. Diesmal hatte ich es wirklich übertrieben. Wie würden sie reagieren? Was sollte ich sagen?

Am nächsten Vormittag drehte sich ein Schlüssel im Schloss meines Zimmers. Sascha kam herein. Mein Mitbewohner hatte in der Nacht Geräusche gehört und morgens Bescheid gegeben. Sascha konnte kaum glauben, dass er mich sah. Er war völlig von der Rolle. Schwach setzte ich mich auf und streckte die Beine aus dem Bett.

»Oh mein Gott, du bist ja total abgemagert!«, rief er entsetzt, als er meine Arme und Beine sah.

Sofort ließ er einen Arzt rufen. Der stellte einen sehr geschwächten Allgemeinzustand fest, aber eine Überweisung auf die Intensivstation hielt er nicht für nötig. Der Arzt wollte mir kaum glauben, dass ich so lange überlebt hatte, mit den paar Beeren und dem wenigen Wasser. Im Gespräch mit Sascha und dem Arzt wollte ich nicht wirklich zugeben, dass ich mir das Leben hatte nehmen wollen. Der Arzt wollte mich trotzdem dringend in die Psychiatrie einweisen, wegen akuter Selbstgefährdung. Ich wehrte mich mit Händen und Füßen dagegen, auf keinen Fall wollte ich wieder in ein Krankenhaus. Aber es half alles nichts, der Arzt stellte eine Zwangseinweisung aus, als ich mich einfach nicht einsichtig zeigte. Kurz darauf kam ein Rettungswagen. Ich packte ein paar Sachen und ließ mich ins Krankenhaus nach Walsrode fahren. In die gerade neu eröffnete Psychiatrieabteilung.

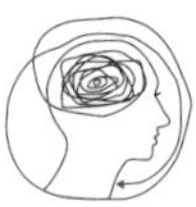

Walsrode I

In Walsrode durchlief ich die üblichen Aufnahmerituale: das Gespräch mit dem Stationsarzt über meine bisherige Geschichte und den akuten Einweisungsgrund, eine körperliche Untersuchung, Blut-

und Urinabgabe. Ich war in der Psychiatrie, mal wieder. Mein letzter Aufenthalt lag rund drei Jahre zurück. Nachdem mir ein Zimmer zugewiesen worden war, überließ man mich erst einmal meinem Schicksal. Es war Sonntag, auf der Station war wenig los. Das Mittagessen hatte ich gerade verpasst, daher nahm ich mir einen Joghurt aus dem Gemeinschaftskühlschrank. Dort fand ich auch einen Rest selbst gebackenen Kuchen. Ich haute richtig rein. Das Kauen fiel mir anfangs noch schwer und war ungewohnt, aber das ließ schnell nach.

Gestärkt erkundete ich die Station. Sie bestand im Grunde aus einem langen Flur, von dem im vorderen Teil links die Arztzimmer abgingen. Rechts gab es einen Fernsehraum, in dem auch die wöchentlichen Visiten in größerer Runde durchgeführt wurden. Hinter diesem Raum lagen ein Hauswirtschaftsraum mit Waschmaschine und Trockner, eine Küche und der große Gemeinschaftsraum. Dieser war voll verglast und lag dem Schwesternzimmer genau gegenüber. Hier traf man sich zur »Morgenrunde« und zum Essen. Abends konnte man auf einem großen Bildschirm gemütlich fernsehen. An diesen Raum schloss ein kleines Raucherzimmer an, mit einem großen Fenster in der Tür. Dahinter begannen auf beiden Seiten die Patientenzimmer.

Am Nachmittag kamen meine Eltern. Sie waren sehr blass. Wir setzten uns ganz ans Ende des Flurs in eine kleine Besucherecke, da ich die Station noch nicht verlassen durfte. Gesagt wurde nicht viel, meine Eltern saßen meist nur da und hielten meine Hand.

»Wir hatten schon einen Stein für dich ausgesucht, mit einem schönen Engel darauf«, murmelte mein Vater mit leiser, stockender Stimme.

Erst nach einer Weile verstand ich den Zusammenhang und musste schlucken. Ich muss heute noch weinen, wenn ich an diesen Moment denke und daran, was ich meinen Eltern zugemutet hatte, was sie wohl in diesen Tagen durchgemacht hatten.

Am nächsten Tag kam ein älterer Patient mit der BILD-Zeitung auf mich zu.

»Bist du das etwa?«, fragte er und zeigte auf einen Artikel.

Tatsächlich, im Regionalteil für Hamburg gab es einen kleinen Bericht. »Student überlebt zwölf Tage im Wald«, so oder so ähnlich lautete die Überschrift. In dem kurzen Artikel stand, dass sich ein junger Mann, der geistig verwirrt sei, im Wald verlaufen hätte. Er hätte sich in der Folge nur von Beeren und Wurzeln ernährt und erst nach zwölf Tagen wieder aus dem Wald herausgefunden. Mein Name wurde nicht genannt. Das Ganze amüsierte mich eher, auch die Falschdarstellung, dass ich mich »verlaufen« hätte. Da hatte sich wohl jemand eine Erklärung aus den Fingern gesogen, um die Story plausibel zu verkaufen.

An einem Dienstag, es war mein zehnter Tag auf Station, war ich etwas benebelt von den Tranquilizern, die ich zur Beruhigung und gegen meine Ängste bekam. Vor allem aber sollten sie verhindern, dass ich noch einmal versuchte, mir etwas anzutun. Nach dem Mittagessen schlief ich lange. Als ich später in den Gemeinschaftsraum schlurfte, standen alle wie gebannt vor dem Fernseher. Auf wackeligen Bildern konnte man zwei brennende Türme oder Hochhäuser sehen. Ich verstand lange nicht, was vor sich ging. War das ein Film oder ein schlechter Scherz? Nur mit Mühe und nach einigen Minuten erkannte ich grob die Zusammenhänge. Aber meinen zugedröhnten Verstand erreichte die volle Dramatik des Geschehens nicht wirklich. 9/11 hielt die Welt in Atem und ich legte mich wieder schlafen.

In den folgenden Tagen schaute ich zunächst darauf, wieder etwas auf die Rippen zu bekommen. Bei jeder Mahlzeit langte ich ordentlich zu. Ansonsten ließ ich mich eher hängen und verbrachte viel Zeit im Bett. Die Ärzte hatten den Eindruck, dass ich unter dem Einfluss eines mild verlaufenden psychotischen Schubes stand, und erhöhten daher die Dosis des Antipsychotikums Zyprexa®. Das Truxal® wurde abgesetzt. Nachdem die Erhöhung kaum Wirkung zeigte, wurde ich zusätzlich mit dem Antidepressivum Cipramil® behandelt, darüber hinaus begann man eine Phasenprophylaxe mit

Carbamazepin, um einen erneuten Schub möglichst zu verhindern. Ich verhielt mich kooperativ, was die Medikamenteneinnahme betraf, und bekundete auch sonst, dass ich freiwillig auf der Station bleiben wolle. Daher wurde der Unterbringungsbeschluss nach ein paar Tagen aufgehoben, der sonst eine Mindestverweildauer von sechs Wochen bedeutet hätte.

Aber trotz des Antidepressivums zog ich mich weiter zurück und hatte große Angst vor Kontakten. Ich wollte mich den anderen Patienten und dem Stationspersonal einfach nicht stellen, da ich mich völlig überfordert fühlte. Ich hatte schlicht Angst, nicht zu wissen, worüber ich mich mit den anderen unterhalten sollte, dazu fühlte ich mich viel zu leer. Einmal versteckte ich mich sogar vor der Visite, aus Trotz und aus dem Widerwillen heraus, mich zu meinem Zustand zu äußern. Ich kletterte dafür in das oberste Fach des Kleiderschrankes in meinem Zimmer. Es war eine akrobatische Meisterleistung, mit der niemand gerechnet hätte. Entsprechend aufgescheucht war das Personal, das mich über zwei Stunden auf der ganzen Station suchte. Erst sehr spät kam eine Schwester auf die Idee, auch den Oberschrank zu öffnen. Dort kauerte ich wie ein verängstigtes Tier. Die Schwester konnte es kaum glauben – der »Meister der Verstecke« hatte wieder zugeschlagen.

Anfang Oktober wurde eine große Konferenz auf der Station einberufen, um über das weitere Vorgehen und längerfristige Perspektiven für mich zu beraten. Außer dem Fachpersonal der Station waren meine Betreuer vom Wohnheim, Herr Wille und meine Eltern anwesend. Alle waren nur wegen mir da. Wie ein Häufchen Elend harrte ich der Dinge, die da kommen würden. Nur sehr widerwillig und mit stockenden Beiträgen ließ ich mich auf eine Diskussion ein.

»So geht es nicht weiter mit Ihrem Rückzug. Wo wollen Sie denn am Ende landen mit diesem Verhalten? Im Altersheim? Irgendwann werden Sie völlig vergessen haben, wie es ist, zu leben! Ja, möglicherweise sterben Sie schon jung, weil Ihr Körper dieses dauernde Liegen nicht mehr verkraftet!«, sagte der Stationsarzt mit ernster Stimme.

Die Daumenschrauben wurden angelegt, man setzte mich unter Druck, sanft aber bestimmt. Schließlich ließ ich mich auf eine berufliche Rehabilitationsmaßnahme ein. Sie sollte in einer Einrichtung für psychisch erkrankte Menschen in Dannenberg stattfinden. Noch war es ein Lippenbekenntnis, um die für mich so unangenehme Situation der großen Gesprächsrunde zu beenden.

Am folgenden Wochenende fuhr ich nach Hause zu meinen Eltern, zu einem sogenannten Belastungswochenende. Auch hier verbrachte ich die meiste Zeit im Bett. Nur mit Mühe konnten mich meine Eltern zu einem Spaziergang mit dem Hund bewegen. Am Sonntagabend brachte mich meine Schwester Anna zurück nach Walsrode. Im Radio lief ein Lied der »Fantastischen Vier«, das Lied heißt »Tag am Meer«. Ich war immer ein großer Fan dieser Band gewesen und hatte ihre Musik zu allen möglichen Gelegenheiten gehört. Ihre Texte bewegten mich sehr. In diesem Moment musste ich mit einem Mal an meine ganzen Freunde denken. Was sie jetzt wohl alle machten? Wie gern würde ich wieder mit ihnen zusammensitzen, chillen und einfach ihre Gesellschaft genießen! Als ich Anna von meiner Sehnsucht erzählte, musste ich weinen. Ein Schalter legte sich bei mir um. Ich wollte wieder zurück ins Leben, mich nicht mehr im Bett verkriechen und vor mich hinvegetieren!

In den folgenden Wochen tastete ich mich langsam an die Mitpatienten heran und suchte vorsichtig Kontakt. Zudem nahm ich an der Ergotherapie und an der Bewegungstherapie teil und besuchte eine Informationsgruppe. Meine allgemeine Stimmung besserte sich zusehends und mein Zustand stabilisierte sich. In einer erneuten Fallkonferenz kamen meine Betreuer vom Wohnheim und zwei Mitarbeiter des Sozialpsychiatrischen Dienstes zu einer höchst spannenden Hypothese: Mein vorheriger sozialer Rückzug und die Antriebsstörung seien psychodynamisch begründete Abwehrreaktionen gewesen. Ein Vermeidungsverhalten in einem länger währenden Konflikt mit der Autorität meines Vaters. Seine Bestimmtheit und Distanziertheit würden mich einschüchtern. Ich könne nicht fühlen, dass er stolz auf mich war. Mit vereinten Kräften versuchten die Fachleute, mich zu einer ambulanten Psychotherapie zu motivieren, aber ich wollte mich damit gar nicht so gerne auseinandersetzen. Da sich mein Zustand ansonsten weiter stabilisierte und ich mich ernsthaft entschlossen zeigte, die Rehamaßnahme in Dannenberg in Angriff zu nehmen, wurde ich kurz vor Weihnachten auch so entlassen.

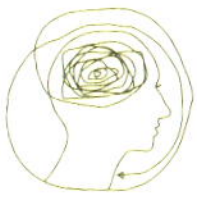

Zurück ins Leben

Wenige Tage nach meiner Entlassung lockte das erste soziale Event. Annikas Cousin feierte seinen Geburtstag. Ich war hin- und hergerissen. Einerseits wollte ich sehr gerne wieder unter Freunden sein, andererseits schämte ich mich für meine Aktion im Wald und für mein erneut angefuttertes Übergewicht. Außerdem war ich mir sehr unsicher, worüber ich mit meinen Freunden überhaupt reden sollte. In meinem Leben war so überhaupt nichts passiert in den vergangenen Monaten. Aber zuletzt siegte der Wunsch, meine Freunde wiederzusehen, über meine Zweifel.

Wir trafen uns in kleiner Runde bei Annika, es war eigentlich nur der Kern der Clique anwesend. Alle freuten sich sehr, mich endlich wieder da zu haben. Ich konnte ihre ehrliche Freude in ihren Gesichtern ablesen. Meine große Unsicherheit spürten sie schnell und bestürmten mich daher nicht allzu sehr mit ihren Fragen. Ich durfte einfach sein zwischen meinen Freunden, und das war eine große Wohltat. Lisa, ein Mädchen aus der Clique, hängte sich in der nächsten Zeit besonders an mich und wurde mir zu einer engen und wichtigen Freundin. Ich konnte nicht verhindern, dass ich mich in sie verliebte. Aber ich blieb chancenlos bei ihr.

In den nächsten Wochen stabilisierte ich mich auf niedrigem Niveau. Ich traf mich wieder regelmäßig mit meinen Freunden und versuchte, durch Sport etwas gegen mein Gewicht zu tun. Auch wenn bei Constantin oder Ryan weiterhin fleißig gekifft wurde, hielt ich mich selbst nun ganz zurück; ich blieb bei meinem Entschluss. Im April verließ ich schließlich endgültig das Wohnheim und zog nach Dannenberg in die Rehabilitationseinrichtung für psychisch erkrankte Menschen. Die Einrichtung hatte für ihre Kunden mehrere externe Häuser angemietet, nur wenige Minuten entfernt, in denen man in Wohngemeinschaften lebte. In einem solchen Haus bezog ich eine Souterrainwohnung.

Die Einrichtung selbst bestand aus mehreren älteren Gebäuden, die mitten in einer parkähnlichen Anlage standen. Es gab vier verschiedene Arbeitsbereiche, in denen man sich erproben und seine Belastungsgrenzen austesten konnte: die Küche, die alle Bewohner und Mitarbeiter versorgte, die Holz- und Schreinerwerkstatt, der Garten und das Büro. Ich wollte gerne sofort in das Büro, der übliche Plan sah allerdings vor, dass man sich jeden Bereich für eine ganze Woche ansah. Außer der Arbeitstherapie gab es das Angebot einer wöchentlichen Psychotherapie, ebenso war ein Facharzt für Psychiatrie vor Ort. Dieser sprach in engem Kontakt die Medikation oder ähnliche Themen ab. Langfristig wollte einen die Einrichtung auf den Arbeitsmarkt vorbereiten und so den beruflichen Einstieg erleichtern.

Ich quälte mich durch die übrigen drei Arbeitsbereiche, bis ich endlich ins Büro durfte. Dort hatte ich mit der Ablage zu tun, musste Adresssätze auf ihre Aktualität hin prüfen, ans Telefon gehen und ähnliche leichte Bürotätigkeiten erledigen. Am besten gefiel mir, dass ich hier das Tippen am Computer in einem Kurs üben durfte. Ich hatte bisher noch nie einen eigenen Computer besessen und überhaupt keine Tipperfahrung. Mit der Sozialarbeiterin des Hauses erarbeitete ich ein neues berufliches Ziel. Ich wollte nun Germanistik und Politik studieren, um danach im Journalismus Fuß zu fassen. Die Arbeit mit Sprache, die Suche nach der passenden Formulierung, hatte mir schon immer Spaß gemacht. In meiner gesamten Schulzeit war

Deutsch neben der Mathematik mein stärkstes Fach gewesen. Es lag für mich also nahe, in diesem Bereich ein Studium anzupeilen.

Um meine finanzielle Absicherung bemühte sich mein Betreuer Herr Wille. Er hatte einen Antrag auf einen Behindertenausweis gestellt, wegen einer sogenannten seelischen Behinderung. Wenn dieser Antrag erfolgreich sein würde, könnte ich von der Grundsicherung, einer Art Sozialhilfe für psychisch erkrankte Menschen, leben.

Nach etwa drei Monaten beendete ich die Maßnahme und zog zurück in meine Heimatstadt. Meine Eltern waren im letzten Jahr wieder in die Stadt in eine kleinere Wohnung gezogen, da wir Kinder mittlerweile alle ausgezogen waren. Zum Glück hatten sie dort ein Gästezimmer für mich. Den Sommer und den Herbst verbrachte ich mit Jobben in der Firma meiner Eltern, mit Besuchen bei Freunden und mit Sport. Rechtzeitig zum Wintersemester schrieb ich mich an der Universität Hamburg für Germanistik ein. Im Oktober begab ich mich zur Orientierungseinheit in meine geliebte Stadt. Dabei musste ich feststellen, dass ich mich für den falschen Studiengang eingeschrieben hatte! Für Germanistik hätte ich »Deutsche Sprache und Literatur« ankreuzen müssen. Ich aber hatte mein Kreuz bei »Indogermanistik« gesetzt, dem einzigen Studiengang mit »Germanistik« in der Bezeichnung. Hierbei handelte es sich um ein Exotenfach mit weniger als zwanzig Studenten, die sich mit den Wurzeln der indoeuropäischen Sprachen beschäftigten. Ich nahm meinen Irrtum gelassen und sah es als Chance, ein Jahr lang in Ruhe auszuprobieren, ob ich dem Universitätsalltag überhaupt noch gewachsen war. Außerdem war mein Behindertenausweis noch nicht bewilligt, einen Umzug nach Hamburg konnte ich mir also noch gar nicht leisten. Meine Veranstaltungen konzentrierten sich auf drei Tage in der Woche, an denen ich jeweils mit dem Zug nach Hamburg pendelte.

Ein Jahr verging. Ich stabilisierte mich in dieser Zeit zusehends, erreichte wieder mein Wohlfühlgewicht und war kontinuierlich nach Hamburg zum Studieren gefahren. Im Rahmen meiner Möglichkeiten sah es so gut wie nur denkbar aus: Ich fühlte mich einem Vollzeitstudium gewachsen. Als mein erstes »richtiges« Semester in der Germanistik begann, bekam ich auch endlich meinen Behindertenausweis. Mir war eine Behinderung von fünfzig Prozent attestiert worden. Zunächst hatte ich mich nicht so wirklich mit diesem Status eines »Behinderten« anfreunden können, aber dies ermöglichte mir die Finanzierung meines Studiums, also biss ich in den sauren Apfel. Ich machte mich auf die Suche nach einer passenden Wohngemeinschaft. Doch bevor ich mich den harten WG-Castings stellen musste, hatte ich großes Glück. Meine Freundin Heidi, die schon seit ein paar Jahren in Hamburg wohnte, hatte ein Zimmer in ihrer Zweier-WG frei. Sie nahm mich gerne bei sich auf.

Nun begann endlich, endlich meine Zeit. Im Studium blühte ich auf und mit Heidi eroberte ich das Nachtleben der Stadt, wobei ich nicht mehr so speziell auf der Suche nach Goa-Partys war. Wir trieben uns eher auf der Reeperbahn herum, bummelten durch die Kneipen, spielten Tischkicker und tranken Bier dazu. In der Germanistik legte ich mich schnell auf den Schwerpunkt »Theater und Medien« fest, wodurch ich hauptsächlich Film- und Theateranalyse betrieb. Als Nebenfächer wählte ich Soziologie und Politik. Ich beendete gerade das zweite Semester, da wurde die Betreuung durch Herrn Wille eingestellt. Nun stand ich wieder auf eigenen Füßen. Im folgenden Jahr schlich ich in Absprache mit Dr. Justus meine Medikamente aus. Die lange Phase der Krankheit schien endgültig beendet.

Über eine Internetplattform lernte ich im vierten Semester Mia kennen. Wir schrieben uns zunächst gelegentlich, dann immer öfter. Sie machte gerade eine schwierige Trennung durch, ich selbst war in den letzten Jahren sehr heftig in Lisa verliebt gewesen. Mia und ich hörten einander zu und leckten uns gegenseitig die Wunden. Mit der Zeit wurde mir immer mehr bewusst, was für ein intelligentes, aufmerksames und zuverlässiges Mädchen sie war. Wunderhübsch war sie sowieso, das konnte ich auf den Fotos, die sie mir zeigte, sehen.

Und mit Drogen hatte sie überhaupt nichts zu tun, im Gegenteil: Sie verabscheute sogar Alkohol und Nikotin. Nachdem wir uns über drei Monate lang nur geschrieben hatten, verabredeten wir ein Treffen. Sie kam etwas später als ich am Treffpunkt an. Ihre sehr langen blonden Haare umwehten sie und sie strahlte mich an, als sie hektisch um die Ecke bog. Um mich war es sofort geschehen, ich verliebte mich total in Mia.

Mit Mia erlebte ich fortan die schönsten Jahre meines bisherigen Lebens. Ihre Familie schloss mich sofort in ihr Herz, hier wurde ich so akzeptiert, wie ich war, und dafür auch noch sehr geschätzt. Ich verbrachte so viel Zeit wie nur möglich mit meiner neuen Freundin, am liebsten eroberten wir in langen Wanderungen die Natur. Mias Liebe, Zuneigung und Zärtlichkeit gaben mir Halt und ich war eine lange Zeit psychisch stabil, fast vier Jahre. Mir ging es so gut wie noch nie zuvor. Lisa wiederum wurde zu meiner besten Freundin. Nach dem Abitur und einem Auslandsaufenthalt ging sie zum Studieren nach Berlin. Über Skype und Telefon blieben wir wöchentlich in Kontakt. Mit ihr konnte ich mich über alles austauschen, was mich bewegte, und sie war wirklich immer für mich da. Sie war die beste Freundin, die man sich nur wünschen kann.

In Flammen

Mein Studium näherte sich dem Ende, ich war mittlerweile im elften Semester. Im Dezember wurde ich zweiunddreißig Jahre alt. Ich wohnte alleine in einer Einzimmerwohnung, bei Heidi war ich schon vor drei Jahren ausgezogen. Meine Freundin Mia, die nun in Hessen Jura studierte, war über die Ferien zu Besuch. Aber in unserer Beziehung kriselte es seit Neuestem. Irgendwie spürten wir beide, dass die beste Zeit bereits hinter uns lag; nur wahrhaben wollten wir das noch nicht. Zudem belastete mich der Gedanke an meine Abschlussprüfungen. Ob ich einer Magisterarbeit gewachsen war? Auch innerhalb meiner Familie gab es zu dieser Zeit immer wieder Stress. Ich bemerkte es nicht bewusst, aber ich stand in jener Lebensphase sehr unter Druck, und das gleich an mehreren Fronten.

Am zweiten Samstag im Januar fuhr Mia gegen Mittag wieder nach Hause. Zwischen uns war eigentlich alles in Ordnung gewesen in den letzten Tagen, jedenfalls kann ich mich nicht an einen Streit oder etwas in der Richtung erinnern. Nachmittags lag ich einfach nur auf meinem Sofa. Ich hatte die CD »Esperanto« der Gruppe Freundeskreis laufen und sah gedankenverloren aus dem Fenster. Später rief mich Elena an und wir führten ein langes Gespräch, bei dem sie mich eindringlich darauf hinwies, dass ich vor nichts Angst haben müsste. Ich wusste nicht genau, wie sie auf dieses Thema kam, aber ihre Worte bewegten und beschäftigten mich.

Abends ging ich mit meinem besten Freund aus der Uni in einen Klub, dem Haus 73. Dort trafen wir einige Bekannte und hatten eine ganz nette Zeit. Auf einmal sprach mich eine gemeinsame Freundin an.

»Hey, im Keller gibt es noch einen weiteren Partyraum. Scheint eine Privatfeier zu sein. Vielleicht kommen wir rein, kommst du mit?«

Wir stiegen die steile Treppe in den Keller hinab, liefen einen längeren Flur entlang und landeten vor einer massiven Tür. Hinter der Tür war gleich noch eine zweite Tür. Als wir diese öffneten, waren wir mitten in einer enthusiastischen Partygemeinde. Direkt neben dem Eingang saßen zwei Personen auf Barhockern, die nach Türstehern aussahen. Ich fragte mich kurz, ob wir erwünscht seien, da umarmte mich der eine von ihnen mit breitem Grinsen wie einen lang vermissten Freund. Ich murmelte ihm nur schnell »Peace!« ins Ohr und stolperte weiter. Dann stand ich mitten auf der Tanzfläche. Die Musik war eine Mischung aus Hip-Hop, Reggae und elektronischen Sounds. Das Mädchen, mit dem ich hier gelandet war, war plötzlich wieder neben mir. Ich erzählte ihr von meinem Traum: Immer wieder hatte ich von genau diesem Raum unter dem Haus 73 geträumt, ohne von seiner Existenz zu wissen. Sie nickte freundlich und wir begannen, zu tanzen.

Wieso warfen mir denn alle so seltsame Blicke zu? Manche schauten mich irritiert an, andere wohlwollend und wieder andere interessiert. Ich fühlte mich beobachtet. Auch der DJ sah mich mit großen Augen an. Er schien mich fragen zu wollen, ob er es so richtig mache, ob er die passende Musik auflegte. Mit einem Mal füllte sich die Bühne, auf der der DJ stand, mit mehreren Menschen. Sie lächelten entspannt, standen nebeneinander und strahlten mich an, wippten, grinsten und freuten sich. Es wirkte wie eine Geburtstagsfeier, meine Feier? Waren alle nur wegen mir da?

Ich stand zwischen dem DJ und der tanzenden Menge und schaute beide Seiten mit gemischten Gefühlen an. Dann wurde es mir zu viel. Ich kämpfte mich durch die Menge zurück zum Ausgang. In dem Durchgang mit den zwei Türen kamen mir drei junge Mädchen entgegen. Als ich genau zwischen beiden Türen stand, flammte ein grelles Licht auf. Es fühlte sich für mich an, als ob ich in diesem Moment einen größeren Schritt als den physischen machte. Ich durchschritt den Übergang zwischen zwei völlig verschiedenen Zonen, einer Traumwelt und der realen Welt. Ich sah noch, wie die drei Mädels mit weit aufgerissenen Augen und staunenden Blicken in die Traumwelt stolperten, dann war ich zurück in der Wirklichkeit.

Oben traf ich wieder auf meinen Freund aus der Uni und wir tanzten noch in einem anderen Raum, in dem Technomusik lief.

»Man merkt der Musik an, dass bald eine neue Zeit anbricht. Der Sound ist seiner Zeit so weit voraus, er weckt die ›edelsten‹ Gefühle!«, schwärmte dieser.

Er spielte damit auf esoterische Theorien eines Zeitenwandels im Jahre 2012 an. Beschwingt ging ich später nach Hause. Wie immer merkte ich es selbst nicht, aber in dieser Nacht begann ein erneuter psychotischer Schub, der sich über die nächsten Tage langsam verfestigen sollte.

Am Sonntagabend hatte ich mit einem Mal eine krasse Eingebung. Es wurde mir schlagartig klar, dass ich mich von Mia trennen musste. Ich hatte es schon viel zu lange vor mir hergeschoben, aus Angst vor dieser Entscheidung und den Konsequenzen. Aber es musste einfach sein. Ich hob diesen Gedanken in die Realität und betrachtete ihn von allen Seiten. Zitternd stellte ich die Fotocollagen von Mia und uns um mich herum auf, die ich in den letzten Jahren mit so viel Liebe angefertigt hatte. Ich las all ihre Karten und Briefe noch einmal durch und nahm Abschied. Manchmal weinte ich bitterlich. Es riss mir förmlich das Herz heraus. Aber es half alles nichts. Ich musste Abschied nehmen von der längsten und schönsten Beziehung meines Lebens.

In der folgenden Nacht schlief ich kaum. In Gedanken formulierte ich einen Abschiedsbrief, den ich am nächsten Morgen aufschrieb. Als ich gerade damit fertig war, kontaktierte mich der Mann meiner Schwester Alexandra über Messenger; die beiden waren seit ein paar Jahren verheiratet. Wir telefonierten sofort. Er redete mir aus, den Brief abzuschicken. Ich sollte mich lieber erst um die Uni kümmern, um die letzten Hausarbeiten. Und das mit der Trennung sollte ich mir noch einmal in Ruhe überlegen, das halte er in dieser Form für überstürzt.

»Willst du nicht ein paar Tage zu uns in die Heide kommen?«

Mein Schwager merkte, dass etwas im Busch war, und machte sich Sorgen.

»Ich habe noch ein Seminar am Mittwoch, danach besuche ich euch«, nahm ich das Angebot freudig an.

Dass etwas nicht in Ordnung sein könnte, war mir selbst weiterhin nicht bewusst. Vielmehr war ich innerlich so gefangen genommen von den seltsamen Gedanken und Ideen, dass ich gar nicht zum Reflektieren kam. Ich stellte in dieser Phase nichts infrage, ich war jenen Gedanken im Gegenteil gänzlich ausgeliefert.

An den beiden folgenden Tagen befielen mich immer wieder unterschiedliche Eingebungen. Am Dienstag recherchierte ich für den Termin an der Uni und rutschte dabei immer mehr in eine eigene Welt ab. Meine sich steigernden Wahnvorstellungen spielten sich allerdings nur in meinem Kopf ab; ich fiel niemandem durch seltsame Handlungen auf. In den Nächten meditierte ich oder tanzte zu Goa-Sounds durch meine Wohnung.

Am Mittwoch ging ich ganz normal zu meinem Seminar. Ich litt nun schon seit vier Nächten unter Schlafentzug und hatte kaum etwas gegessen. Bei der Besprechung des Films »Der dritte Mann« glänzte ich durch besonders kreative Kommentare. Mein Professor war das von mir allerdings in einem gewissen Rahmen gewohnt, er wunderte sich daher nicht. Gleich nachmittags rief mich mein Schwager wieder an.

»Wann kommst du denn endlich vorbei?«

Ich vertröstete ihn auf den nächsten Tag, dann aber auf jeden Fall!

Am Donnerstagvormittag machte ich mich tatsächlich mit dem Zug auf den Weg in die Heide. Meine Schwester Alexandra holte mich mit dem Auto am Bahnhof ab. Ich begrüßte sie nur beiläufig und schaute ihr gar nicht richtig in die Augen, was ihr sofort auffiel. An die folgenden Stunden habe ich nicht so exakte Erinnerungen. Mein Schwager berichtete mir später, dass ich bei den Gesprächen nie richtig auf seine Fragen antwortete, sondern jeweils irgendetwas anderes erzählte. Ihnen sei schon aufgefallen, dass etwas mit mir nicht stimmte, aber sie wollten erst noch ein wenig abwarten, wie sich mein Zustand entwickeln würde. Sie wussten, dass ich wenig geschlafen und kaum gegessen hatte in den letzten Tagen, dachten aber, dass ich mich vielleicht wieder erholen würde.

Ich bezog das Gästezimmer im ersten Stock. Abends nahm ich ein langes Bad. Ich wusch mich gründlich und sang voller Inbrunst »Die Vogelhochzeit«. Danach legte ich mich nackt auf das Bett. Ich glaubte, dass jeden Moment meine perfekte Partnerin eintreten würde, um mich zu begatten. Erschöpft schlief ich für eine kurze Weile ein. Mit einem Mal wurde ich panisch wach. Die angenehm erotisch aufgeladene Stimmung von vorhin war völlig verschwunden. Das Zimmer wirkte düster und bedrohlich. Ich starrte den Ring an, den Mia mir vor einiger Zeit geschenkt hatte, eine Art Verlobungsring. Er fühlte sich wie ein Fremdkörper an; er war mit atomarer Strahlung gefüllt, ich musste ihn unbedingt loswerden! Schnell zog ich den Ring ab und ging zu dem kleinen Ofen, der in dem Gästezimmer stand. Daneben eine Kiste mit Brennholz. Ich wühlte darin und versuchte, den Ring irgendwo zwischen den Holzscheiten zu verstecken. Plötzlich erschien es mir, als ob das Holz schon brannte. Ich sah aus dem Fenster. Auch das Nachbarhaus stand in Flammen. Erschrocken verließ ich das Zimmer, um meine Verwandten zu Hilfe zu rufen. Aber ich musste sehr vorsichtig sein, jeder Schritt wollte wohlüberlegt sein. Bei nur einer falschen Bewegung würde ich sofort explodieren! Todesangst befiel mich. Ich schlotterte am ganzen Körper.

Schließlich erreichte ich den Treppenaufgang. Im Hausflur brannte noch Licht. Leise konnte ich den Fernseher in der Stube laufen hören. Ich wagte mich nicht weiter oder gar die Treppe hinunter, aus Angst, doch noch eine falsche Bewegung zu machen. Für mich war alles um mich herum vermint. Mit schwacher zittriger Stimme rief ich nach meiner Schwester. Nichts passierte. Ich musste lauter rufen.

»Alexandra, es brennt, es brennt!«, rief ich immer lauter.

Endlich, nach einer gefühlten Ewigkeit, kamen meine Schwester und mein Schwager um die Ecke. Sie erfassten schnell, wie schlimm es mir ging, der ich nackt und vor Angst zitternd vor ihnen stand. Ich schrie immer wieder, dass es brenne und dass wir alle sterben müssten. Sie riefen einen Krankenwagen und halfen mir, mich anzuziehen.

Während wir warteten, redeten beide beruhigend auf mich ein. Dann ging alles ganz schnell. Die Sanitäter brachten mich zur nahe gelegenen Psychiatrie in Walsrode. Eine Krankenschwester, die Nachtdienst hatte, öffnete uns die Station. Sie war klein, zierlich und noch sehr jung, vielleicht Anfang zwanzig. Ihre blonden kurzen Haare strich sie sich immer wieder hinter ihre Ohren. Unmittelbar verliebte ich mich in sie; ich war überzeugt, sie sei meine für mich bestimmte Frau. Ich wurde auf ein freies Zimmer geführt und setzte mich dort auf ein Bett. Meine Schwester saß neben mir und hielt meine Hand. Besorgt sah sie mich an. Wir mussten lange auf die diensthabende Ärztin warten, da sie gerade auf der anderen Station beschäftigt war. Eine zweite Nachtschwester hatte uns in das Zimmer begleitet und machte sich nun Notizen. Ich hatte den Eindruck, dass ich redete und redete und die Schwester alles aufschrieb. In Wirklichkeit sagte ich kaum etwas, wie ich später erfuhr. Aus meiner Sicht erzählte ich der Schwester die gesamte Geschichte der Evolution auf der Erde. Ich redete um mein Leben, denn nur durch mein Erzählen und ihr Aufschreiben würde diese Geschichte zur Realität werden.

Außer uns dreien und diesem weißen nüchternen Raum existierte überhaupt nichts mehr. Und das meine ich wortwörtlich. Wir schwebten im Nichts, völlig losgelöst von allem Bekannten. Dann dachte ich, dass ich jetzt mit der Krankenschwester Sex haben müsste, und begann mehrmals mich auszuziehen, woran mich meine Schwester jedes Mal hinderte. Später, als die Ärztin kam und eine Blutprobe nehmen wollte, befürchtete ich, dass man mich einschläfern wollte. Aber ich hatte Verständnis dafür. In meinen Augen existierten nur noch die drei Frauen und ich selbst. Und ich vertrat das männliche patriarchale Prinzip, das ausgemerzt werden müsse, damit die Menschheit fortbestehen könne. Ich ergab mich meinem Schicksal.

Mein Schwager telefonierte noch am nächsten Tag mit Dr. Justus. Er und meine Schwester hätten alles richtig gemacht. Es sei gut gewesen, mich aus Hamburg zu sich zu locken und in der akuten Phase gleich den Krankenwagen zu rufen. Sie hätten mir damit vermutlich das Leben gerettet. Meinen Schwager hat dieses Gespräch nachhaltig beeindruckt. Es hat ihm deutlich gemacht, wie ernst es wirklich um mich stand.

Walsrode II

Wieder kam ich in den Genuss von Medikamenten. Da ich auch im Laufe der Nacht keinen Schlaf fand, wurde mir zur Beruhigung das angstlösende und sedierende Tavor® gegeben. Gegen die psychotischen Symptome wurde in den folgenden Tagen das Neuroleptikum Zyprexa® aufdosiert, mit dem ich in der Vergangenheit über Jahre gute Erfahrungen gemacht hatte. Gegen die Ängste gab es zusätzlich das niedrigpotente Antipsychotikum Truxal®. Ich brauchte mal wieder einige Tage, um einigermaßen klarzusehen.

In den ersten Tagen fuhr ich noch unterschiedlichste »Filme«. Da ich äußerst kooperativ und einsichtig war, was die Dringlichkeit meiner Behandlung betraf, durfte ich schon bald alleine die Station verlassen, aber nicht das Krankenhausgelände. Ich machte mich regelmäßig auf zu langen Spaziergängen durch die Krankenhausflure. Dabei entdeckte ich manchen Schleichweg und manche Abkürzung. Schon bald kannte ich mich bestens in den Fluren und vor allem im großen Eingangsbereich aus. Am liebsten saß ich in diesem Foyer und beobachtete die Menschen. Immer wieder hatte ich die Eingebung, dass ich beobachtet wurde und dass alles um mich herum eine inszenierte Show war.

Manchmal, wenn ich abends vor der Schlafenszeit noch durch die Flure streifte, sah ich mich selbst als Mitglied einer Spezialeinheit, die das Krankenhaus auf Drogen und üble Machenschaften durchcheckte. Ich hatte dann einen Knopf im Ohr – meinen Kopfhörer vom MP3-Player. Mein Codewort, »Kotaro!«, flüsterte ich immer, wenn ein Flurabschnitt »sauber« war. Einmal durchkämmte »unsere Mannschaft« das gesamte Krankenhaus nach Drogen, ich stand im Foyer am Ausgang und passte auf, dass niemand Verdächtiges entwischen konnte. Mit meinem Knopf im Ohr war ich neben der voll verglasten automatischen Schiebetür in Habachthaltung. Ein junges

Pärchen kam vorbei, das völlig harmlos aussah. Ich sah professionell durch sie hindurch.

»Ist das einer von denen?«, flüsterte die junge Frau eingeschüchtert.

Ihr Freund musterte mich beeindruckt.

»Ja, die checken gerade das ganze Krankenhaus, lass uns lieber schnell gehen!«

Ein anderes Mal trat Thomas D von den Fantastischen Vier in die Eingangshalle. Er trug die Arbeitskluft eines Landschaftsgärtners und einen dichten Bart, aber ich erkannte ihn sofort an seinem frechen Grinsen. Während er die Treppe in den ersten Stock hochstieg, konnte ich seine Gedanken lesen.

»So einen verrückten Vogel wollte ich schon immer haben!«, dachte er.

Er freute sich sichtlich über diesen »Vogel«, den er abholen wollte. Ich assoziierte mich selbst mit dem verrückten Vogel und war für den Moment mit meiner Erkrankung versöhnt. Wenn Thomas mich so akzeptierte, wie ich war, dann konnte ich selbst das auch.

Einmal bekam ich Besuch von meinem alten Freund Bernd. Ich hatte in den letzten Jahren wenig von ihm gehört, da er zum zweiten Mal eine Familie gründete und sowohl beruflich als auch privat sehr eingespannt war. Aber als er von meiner erneuten Einlieferung erfuhr, kam er sofort vorbei. Es war schon abends, kurz vor Ende der Besuchszeit. Bernd trug eine schwarze Bomberjacke. Ich erkannte ihn als einen der Reiter der Apokalypse, es war der Besuch des Todes! Und er fragte mich, was ich mitnehmen möchte. Wenn ich ihn in diesem Moment begleiten würde, müsste ich sterben. Ich wusste schlagartig: Alles, was ich mitnehmen könnte, war in meinem Kopf, ich könnte nur noch meinen Geist retten.

In dem kurzen Gespräch mit Bernd beruhigte ich mich ein wenig. Er fragte mich, wie es mit meinem Studium lief, und wollte vor allem wissen, ob ich mich nach dieser Episode wieder hinter den

Schreibtisch klemmen würde. Ich bejahte das. Zum Schluss ging er noch kurz auf eine Zigarette in den Raucherraum. Als er wieder auf dem Flur stand, erkannte ich in ihm meinen persönlichen Gehilfen, er war ein Hubschrauberpilot, der jederzeit für mich bereitstand. Aber er warnte mich eindringlich, diese Nacht die Station nicht zu verlassen. Es wäre die Nacht der langen Messer, die Welt stünde in Flammen und wir stünden am Rande eines dritten Weltkrieges.

»Du ahnst nicht, wie heiß es draußen ist! Ich gebe dir einen Rat: Bleib diese Nacht im Bett, sonst holen wir dich auch!«, erklärte er mir zum Abschied.

Als ich das Krankenhausgelände für kurze Spaziergänge verlassen durfte, begab ich mich regelmäßig auf einen kleinen Friedhof, der direkt hinter dem Krankenhaus lag. Irgendetwas an diesem Ort zog mich auf magische Weise an. An einem Tag erlebte ich eine besonders heftige Vision: Ich hielt mich selbst für die Mutter eines sterbenskranken Kindes. Unter dem Einfluss starker Beruhigungsmittel schleppte ich mich zu dem Friedhof. Ohne die Medikamente wäre ich vor Trauer zusammengebrochen. Ich entzündete ein kleines rituelles Feuer. Mein Kind begleitete mich die ganze Zeit.

»Ist das nicht der allerschönste Tag?«, fragte es mich freudig.

Ich wusste, dies war ein Abschiedsfest. Es war der letzte, perfekte Tag für meinen Sohn. Noch an diesem Abend würde er sterben. Mein Sohn erzählte mir ganz aufgeregt, dass er auf der Station ein nettes Mädchen kennengelernt hatte. Ich musste immer wieder Heulkrämpfe unterdrücken. Dann stand ich alleine vor dem kleinen Feuer. Mir wurde bewusst, dass mein Kind schon lange tot war. Jedes Jahr kam ich zu seinem Todestag wieder hierher, entzündete das kleine Feuer und dachte an jenen letzten Tag seines kurzen Lebens. Ich konnte meinen Trennungsschmerz einfach nicht überwinden. Irgendwie merkte ich, dass dies nur eine Vision war. Ein Teil meines Bewusstseins beobachtete mich und lobte meine schauspielerischen Fähigkeiten, der andere Teil steigerte sich vollends in diese Rolle hinein.

Auch an anderen Tagen trieb ich mich regelmäßig auf diesem Friedhof herum. Dabei entdeckte ich eine Ecke mit Kindergräbern. Die Gräber von zwei fünfjährigen Kindern weckten meine Aufmerksamkeit. Ich suchte besonders schöne Steine und legte je einen auf ihre Grabsteine. Nach ein paar Tagen tauschte ich die beiden Steine gegeneinander aus. Ich stellte mir vor, dass ich auf diese Art eine Freundschaft zwischen den beiden Kinderseelen förderte. Überhaupt, die verlorenen Seelen. Ich weinte an manchen Gräbern und war der festen Überzeugung, dass ich dadurch die Seelen der jeweiligen Verstorbenen erlöste. Wenn ich ein frisches Grab sah, fühlte ich mich als der Todesengel, der die gerade Verstorbenen auf einem ihrer letzten Wege begleitete. Es waren düstere Vorstellungen, aber sie übten einen gewissen Reiz auf mich aus.

An einem Tag dachte ich sogar, ich selbst sei schon längst gestorben, und zwar im Jahr 2001, als ich mich zwölf Tage im Wald versteckt hatte. Und nun, viele Jahre später, war ich in einem hochmodernen Krankenhaus geklont worden, aus eingelagerten Stammzellen. Ich war ein Klon meiner selbst! Und all meine Erinnerungen an die letzten Jahre waren nur Illusion. Sie waren mir eingepflanzt worden, um mir den Übergang ins Hier und Jetzt und in den neuen Körper zu erleichtern.

Nach vier Wochen hatten sich meine seltsamen Visionen und verschobenen Realitätswahrnehmungen so weit gelegt, dass mich die Ärzte guten Gewissens entlassen konnten. Ich ging aber nicht direkt nach Hause, sondern verbrachte noch einen Monat bei meiner Schwester Alexandra und ihrer Familie, um vollständig zu genesen.

Dies war mein letzter Klinikaufenthalt. Auch wenn ich nie lange bleiben wollte, so ist mir im Nachhinein doch klar, dass die Aufenthalte mir geholfen haben, zur Ruhe zu kommen. Manches Mal waren sie zu meinem Schutz wirklich notwendig gewesen.

Angekommen bei mir selbst

Am Tag meiner Entlassung begannen die Frühjahrssemesterferien. Mia kam sofort aus Hessen, um mich endlich wiederzusehen. Ich war mittlerweile so weit hergestellt, dass ich wusste, wo ich hingehörte, und freute mich riesig über ihren Besuch. In den folgenden Tagen und Wochen erholte ich mich weiter von meinem heftigen psychotischen Schub, der mich völlig kalt erwischt hatte. Ich hatte meine Erkrankung gar nicht mehr richtig auf dem Zettel gehabt. Mit einem solchen Schub hatte ich wirklich nicht mehr gerechnet, vor allem da ich seit über sieben Jahren nicht mehr gekifft und seit über zehn Jahren keine synthetischen Drogen mehr konsumiert hatte.

Das sollte in Zukunft anders werden. Mir war nun endgültig bewusst, wie verletzlich ich war und dass ich mit gewissen Stresssituationen besonders vorsichtig umgehen musste. Denn durch diesen erneuten psychotischen Schub war deutlich geworden, dass die Psychose, die ich mit Anfang zwanzig erlebt hatte, mitnichten eine rein drogeninduzierte Episode gewesen war. Vielmehr hatte ich schon immer die Veranlagung zu einer Psychose besessen, die zunächst durch Drogen geweckt und dieses Mal durch übermäßigen Stress ausgelöst wurde.

Nachdem ein weiterer Monat vergangen war, kehrte ich in meine Wohnung nach Hamburg heim. Vorsichtig versuchte ich, die losen Fäden meines Studiums wieder aufzunehmen, aber so richtig wollte es mir zunächst nicht gelingen. Im Sommer rutschte ich in eine depressive Phase ab. Dies überraschte mich nicht mehr. Ich wusste nun, dass Depressionen praktisch die Minussymptomatik bei einer Psychose darstellten. Aber dieses Wissen half mir nicht darüber weg, dass ich mich für einen längeren Zeitraum zurückzog, das Telefon nicht oder nur selten beantwortete und bald nur noch zum Einkaufen das Haus verließ. Mia hielt diesen Zustand nicht lange aus. Sie konnte mir über die Entfernung auch nur schlecht helfen, besonders, wenn ich mich nicht einmal online blicken ließ. Schweren Herzens trennte sie sich in dieser Phase von mir. Ich nahm ihr das nicht übel und hatte Verständnis für ihre Reaktion. Meine Krankheit überforderte sie einfach, so etwas konnte wirklich nicht jeder mitmachen. Außerdem steckten wir ja schon längst in einer Beziehungskrise und mein psychotischer Schub hatte uns nur für eine Weile davon ablenken können. Erst viel später spürte ich die Traurigkeit über diesen Verlust. In der akuten Depression hatte ich keinen Zugang zu meinen Gefühlen gehabt.

So schlecht es mir in den nächsten Monaten auch ging, ich war dieses Mal wenigstens nicht mehr suizidal, so wie früher. Ich vegetierte einfach nur mehr oder weniger vor mich hin und war völlig erschöpft von dem psychotischen Schub. Aber ich war mir sicher, dass es mir über kurz oder lang wieder besser gehen würde, denn genau so hatte ich es bereits erlebt. Erst sehr spät konnte ich mich dazu durchringen, medikamentöse Hilfe in Anspruch zu nehmen. Die Klinik hatte ich mit einer Erhaltungsdosis des Neuroleptikums Zyprexa® verlassen, das ich auch weiterhin einnahm. Ich litt schon über ein Jahr unter dieser depressiven Phase, da ließ ich mir zusätzlich ein Antidepressivum verschreiben. In kleinen Schritten ging es mir besser, mit der Zeit nahm ich auch mein Studium wieder in Angriff. Bis zur Scheinfreiheit fehlten immer noch vier Hausarbeiten, die auf meinem Schreibtisch auf mich warteten. Erst drei Jahre nach dem bisher letzten Schub konnte ich langsam davon sprechen, dass ich aus dem Gröbsten heraus war. Ich hatte an meine Freundschaften angeknüpft, nahm am sozialen Leben teil und konnte mich wieder an meinem eigenen Leben erfreuen.

Und ich suchte mir weitere Hilfe, um diesen Zustand möglichst zu erhalten: In Hamburg lautete das Zauberwort dafür Personenbezogene Hilfen für psychisch erkrankte Menschen (PPM), eine Art Eingliederungshilfe, bei der man den Erkrankten durch psychosoziale Begleitung und Beratung nach einem Klinikaufenthalt unterstützt. So wird versucht, weitere stationäre Aufenthalte zu vermeiden. Mit einem Bezugstherapeuten arbeitete ich dafür einen Plan aus, in welchen Lebensbereichen ich mir Hilfe und Unterstützung wünschte. Dieser Therapeut kam dann einmal wöchentlich zu mir und besprach mit mir meine jeweils aktuellen Probleme und Gedanken. Zum einen war dies eine verhaltenstherapeutische Hilfestellung, zum anderen hatte ich auf diese Weise eine engmaschige Kontrolle, was meinen Bewusstseinszustand betraf. Falls sich ein neuer Schub ankündigen würde, würde mein Therapeut dies rasch bemerken und entsprechende Schritte einleiten – sei es, in Absprache mit dem Neurologen die Dosis meiner Medikamente zu erhöhen, oder nötigenfalls eine Einweisung in die Psychiatrie zu organisieren.

In vielen Gesprächen mit diesem Therapeuten schälte sich langsam heraus, dass es besser für mich wäre, mein Studium abzubrechen. Ich war einfach nicht weitergekommen mit den letzten Hausarbeiten, quälte mich und war wie blockiert. Möglicherweise war es die Furcht, durch den aufkommenden Stress der Examensphase erneut einen Schub zu erleben. Jedenfalls befand ich mich in einem Schwebezustand, da ich einerseits nicht wirklich etwas für die Uni tat, andererseits eine Entscheidung lange herauszögerte. Dieser Schwebezustand und der Druck, das Studium abschließen zu wollen, aber nicht zu können, taten mir nicht gut. Wie sehr ich unter diesem Druck gelitten hatte, wurde mir erst klar, als ich mich schließlich offiziell exmatrikulierte: Sobald ich das Büro im Campuscenter verließ, fiel mir ein unsagbar großer Stein vom Herzen, es war ein Befreiungsschlag!

Der nächste große Schritt war dann ein Ortswechsel. Da ich nicht mehr durch mein Studium an die Stadt Hamburg gebunden war, konnte ich langsam den Gedanken zulassen, dass ich mich in dieser Stadt im Grunde gar nicht mehr wirklich wohlfühlte: Meine Freunde, die ich an der Universität gefunden hatte, waren längst mit ihrem Studium fertig und zum größten Teil weggezogen, meine übrigen Freunde wohnten ganz woanders. Ohne ein echtes Netzwerk vor Ort spürte ich die soziale Kälte und Anonymität der Großstadt viel deutlicher; der hektische Lebensrhythmus um mich herum setzte mir zu. In dieser Zeit fiel meine Aufmerksamkeit auf eine mittelgroße Stadt in der Nähe von Hamburg, die ich vor allem durch meine ersten Psychiatrieaufenthalte kannte: Lüneburg. Dort besuchte ich regelmäßig gute Freunde, die ich noch aus meiner Heimatstadt kannte. Mir gefiel diese Stadt sehr. Sie war nicht so groß, dass alles anonym wurde, aber mit etwa fünfundsiebzigtausend Einwohnern auch keine Kleinstadt mit maximaler sozialer Kontrolle. Die Menschen in den Straßen wirkten lange nicht so gehetzt und abweisend wie in Hamburg. Die Altstadt war wunderschön und es gab ein vielfältiges kulturelles Programm, kurz: Die Lebensqualität erschien mir sehr hoch. Und in Lüneburg war zudem die Loewe-Stiftung, die Arbeitsplätze für psychisch erkrankte Menschen anbot. Dort wollte ich mich und meine Belastungsfähigkeit für ein paar Monate erproben, bevor ich mich auf den ersten Arbeitsmarkt wagen würde.

In Hamburg wohnte ich mittlerweile seit über acht Jahren alleine, auch das wollte ich ändern, um mehr sozialen Kontakt im Alltag zu haben. Gerne auch gleich mit mehreren Menschen. Also bewarb ich mich bei verschiedenen Wohngemeinschaften in Lüneburg auf ein Zimmer. Die Suche gestaltete sich zunächst schwierig: Manchen Studenten-WGs war ich mit meinen achtunddreißig Jahren bereits zu alt, andere schreckte meine chronische Erkrankung ab, auch wenn der letzte psychotische Schub nun schon wieder sechs Jahre zurücklag – in den WG-Castings sprach ich die Psychose immer an, mir war ein offener und ehrlicher Umgang wichtig. Bei den Übrigen stimmte die Chemie einfach nicht.

Nach mehreren Monaten erfolgloser Suche taten sich ein paar Freunde und Bekannte aus Lüneburg zusammen, um eine neue WG zu gründen. Sie waren zu fünft, zogen in eine Doppelhaushälfte mit großem Garten und hatten Lust, mich in das sechste Zimmer einziehen zu lassen. Das war ein echter Glücksfall für mich: Meine neuen Mitbewohner wussten um meine Geschichte und respektierten mich so, wie ich war. Zudem war es eine große WG, ganz so, wie ich es mir gewünscht hatte. Und so verließ ich Hamburg nach knapp zwölf Jahren im Hochsommer, um in Lüneburg noch einmal ganz neu zu beginnen. Die ambulante Betreuung, die mich in Hamburg die letzten zweieinhalb Jahre begleitet hatte, konnte ich in ähnlicher Form in Lüneburg fortsetzen. Ein Sozialpädagoge der Loewe-Stiftung begleitete mich von nun an. Mit großer Freude nahm ich die neuen Eindrücke rund um mein WG-Leben in mich auf, ich genoss die Gesellschaft meiner Mitbewohner und den häufigen Besuch von Freunden in vollen Zügen.

Mein Neurologe Dr. Justus setzte über die nächsten Monate das Antidepressivum ab, das ich immer noch genommen hatte. Diese Medikamentenumstellung vertrug ich gut, mit der Ausnahme, dass ich ein paar Wochen sehr müde war, was sich aber bald wieder einpendelte. Das Neuroleptikum hatte er schon vor etwa vier Jahren wegen der besseren Verträglichkeit, und weil ich abermals stark zugenommen hatte, von Zyprexa® auf das neuere Abilify® umgestellt. Dieses wollte er sicherheitshalber bis auf Weiteres so belassen, was mir nur recht war.

In der Loewe-Stiftung fing ich so richtig erst nach mehreren Monaten an. Die Stiftung lag am Stadtrand von Lüneburg auf dem Gelände eines alten Bauernhofs, deren Haupt- und Nebengebäude liebevoll restauriert worden waren. Es gab unterschiedliche Tätigkeitsbereiche, handwerkliche wie die Tischlerei, die Malerei oder die Backstube und eher serviceorientierte wie das Hofcafé, den Biohofladen oder die Bäckerei. Ich absolvierte zwei Praktika im Biohofladen und in der Bäckerei, da ich mich nie für handwerklich begabt gehalten hatte. Danach entschied ich mich in Absprache mit den Anleitern der beiden Bereiche für den Verkauf in der Bäckerei. Nach weiteren drei Monaten kam die Bewilligung von der Agentur für Arbeit, die meine

Tätigkeit als Eingliederungsmaßnahme förderte. Endlich konnte ich mit der Arbeit beginnen. Das frühe Aufstehen – meine Schicht begann immer um sechs Uhr morgens – und das lange Stehen waren zunächst sehr ungewohnt und anstrengend. Aber ich gewöhnte mich schnell daran, und die Arbeit im Verkauf machte mir Spaß. Freundlich und höflich mit den Kunden umzugehen, das lag mir. Nach vier Monaten fühlte ich mich sicher und erprobt genug, um mich auf dem ersten Arbeitsmarkt umzusehen.

Und noch etwas sehr Schönes möchte ich erzählen: Als ich bereits ein Jahr in Lüneburg lebte, bekam ich die Einladung zur silbernen Konfirmation aus meiner Heimatstadt. Ich zögerte zunächst, konnte mir nicht vorstellen, dass ich mir mit den Menschen nach so langer Zeit noch etwas zu sagen hätte, ja schlimmstenfalls befürchtete ich dumme oder unangemessene Nachfragen zu meiner Erkrankung. Doch dann dachte ich: Ach wer weiß, vielleicht wird es ja ganz lustig. Tatsächlich hatte ich großes Glück, dass ich doch hingefahren bin. Während dieses Wochenendes kam ich mit einer Mitkonfirmandin ins Gespräch, die mir nie wirklich aufgefallen war. Damals waren wir auf unterschiedlichen Schulen gewesen, pflegten andere Hobbys und Freundeskreise. Nun waren wir uns sofort sehr sympathisch. Sie lebte und arbeitete mittlerweile in Bremen. Wir tauschten Nummern aus, und noch auf der Heimfahrt begannen wir, zu texten. Zwei Wochen später trafen wir uns wieder in unserer Heimatstadt. Da sie von meiner ganzen Geschichte gar nichts wusste, erzählte ich ihr bei diesem Treffen viel über mich und meine chronische Erkrankung. Sie sollte wissen, worauf sie sich bei mir einlässt, das war mir sehr wichtig. Zum Glück schreckte sie nicht zurück, vielleicht war es meine ruhige und reflektierte Art, in der ich über alles redete.

Das darauffolgende Wochenende besuchte sie mich das erste Mal in Lüneburg in meiner WG und blieb gleich über Nacht. Wenige Tage später eröffnete ich ihr, dass ich mich verliebt hatte und mit ihr zusammen sein wollte. Ich rannte offene Türen ein! Seitdem führen wir eine sehr harmonische Beziehung. Ich liebe es, mit meiner Freundin albern zu sein, zärtlich und auch ein bisschen verrückt. Seit diesem Jahr wohne ich ebenfalls in Bremen. Hier bin ich in einer Einrichtung tätig, die unter anderem Arbeitsplätze für psychisch erkrankte Menschen anbietet. Mit einem speziellen Programm erstelle ich die Rechnungen für eine Werkstatt, in der Leihrollstühle und weitere orthopädische Hilfsmittel gereinigt und repariert werden. Eine passende Beschäftigung auf dem ersten Arbeitsmarkt zu finden, ist noch schwerer, als ich es mir vor zwei Jahren gedacht hatte. Langfristig bleibt es aber mein Ziel, dort Fuß zu fassen. Deshalb wechsele ich demnächst in eine andere Gruppe innerhalb dieser Einrichtung. Mit Bewerbungstraining, Auffrischung von schulischen Inhalten und Praktika werde ich dort bei meiner Suche unterstützt.

Wohin die Reise noch geht? Ich kann mir vieles vorstellen! Im Moment reizt mich eine Umschulung zum Fachinformatiker für Anwendungsentwicklung. Es bleibt also spannend!

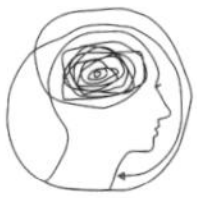

Kämpfe!

Was bleibt? Es kann nicht immer nur darum gehen, sich und andere zu verändern und das Beste aus allem herauszuholen. Es ist auch wichtig, sich in seinem ganzen Wesen anzunehmen – mit allen Stärken und Schwächen! In vielen Gesprächen mit meinem Schwager wurde mir das sehr bewusst. Man kann nicht sein ganzes Leben damit zubringen, den Erwartungen anderer gerecht zu werden, sondern man sollte versuchen, seinem Wesen gerecht zu werden. Dazu ist es vor allem wichtig, sich selbst noch besser kennenzulernen und zu akzeptieren. Für sich selbst zu sorgen bedeutet dann auch lebenslanges Lernen, zu erforschen, wer ich bin, warum ich so ticke und nicht anders, und ganz besonders auch zu lernen, mit mir selbst liebevoll umzugehen.

In vielen Gesprächen mit meinem Arzt und auch den Therapeutinnen und Therapeuten in den Kliniken, besonders in Herdecke, wurde mir deutlich, dass in der Kindheit ungelöste Konflikte und Blockaden Auslöser für meine Erkrankung waren. Die Drogen und auch die sie umgebende Szene waren eine Flucht aus diesen Problemen. Natürlich faszinieren mich immer noch bestimmte Partyszenen und noch immer liebe ich diejenigen unter meinen Freunden, die auch heute ab und an Drogen nehmen. Doch mir wird auch immer mehr bewusst, wie viel Einsamkeit und Hilflosigkeit bei den Menschen dieser Szene vorhanden ist. Sie sind für den Moment mit sich allein glücklich, aber dennoch gemeinsam einsam, irgendwie verloren gegangen auf der Suche. Auf der anderen Seite stehen einige Freunde, die ich für immer verloren habe, weil sie keinen Ausweg aus ihrem Teufelskreis gefunden haben. Deshalb stehe ich der Partyszene mit sehr gemischten Gefühlen gegenüber. Für mich selbst habe ich eine Abstinenzentscheidung getroffen, was illegale Drogen betrifft. So schön manche Erlebnisse auch gewesen sind, ich musste bitter dafür bezahlen.

»Ich hab' dir nie einen Rosengarten versprochen« ist ein schönes und wichtiges Buch zum Thema Schizophrenie, das mich schon als Jugendlicher sehr beeindruckt hatte. Der Titel könnte auch Programm für meinen eigenen Lebensweg sein: Kämpfe! Es wird nicht alles gut sein, es wird immer wieder anders sein. Aber es lohnt sich auf jeden Fall. Mit all den schönen und den grausamen Seiten, die ein Leben ausmachen.

Danke

In erster Linie möchte ich meinen Eltern und meinen Schwestern danken. Sie mussten wegen mir so viel Leid ertragen und haben mich doch nie fallen gelassen. Sie waren nach ihren Möglichkeiten immer für mich da und haben mich immer in allem unterstützt.

Mit großer Dankbarkeit denke ich an meine Freundin, die diesen Weg nun schon zwei Jahre mit mir gemeinsam geht. Ihre Liebe gibt mir so viel Kraft und Halt. Durch sie fühle ich mich ganz und endlich angekommen!

Ich danke meiner besten Freundin, die schon so lange treu an meiner Seite steht. Sie hat mich durch die Hochs und Tiefs der letzten Jahre beständig begleitet und immer an mich geglaubt.

Ein ganz besonderer Dank gilt meinem Schwager. Er war aufs Engste mit dem Entstehungsprozess vertraut. Seine konstruktive Kritik bereicherte meine Arbeit, sein kontinuierliches Lob spornte mich immer wieder an. Im Grunde gäbe es dieses Buch ohne ihn, ohne seinen Anstoß gar nicht.

Ich danke auch meinen Freunden, die Probe gelesen haben und mich durch ihre persönlichen Erinnerungen weiterbrachten, im Besonderen: Silke, Sarah, Michael, Vivian, Michelle, Guido, Anna, Julia, Philip und Mary.

Des Weiteren danke ich all meinen vielen Freunden, die mich nie ganz fallen gelassen haben. Ich weiß diesen Freundeskreis sehr zu schätzen.

Katrin Klünter danke ich sehr für ihr einfühlsames und behutsames Lektorat.

Zum Schluss bedanke ich mich auch und besonders bei meinem Neurologen, der mich seit bald zwanzig Jahren kompetent betreut.

Hilfe in schwierigen Lebenslagen

Drogen

Wenn Sie das Gefühl haben, dass Ihr eigener Umgang mit Drogen problematisch sein könnte, oder Sie sich Sorgen um Freunde oder Angehörige machen und sich Hilfe wünschen, dann gibt es vielfältige Informations- und Beratungsmöglichkeiten. Auf der Seite www.drugcom.de wird unter dem Reiter »Beratung & Hilfe» eine Online-Drogenberatung angeboten. Man kann sich im moderierten Chat austauschen und zusätzlich während der Sprechzeiten anonym und kostenlos beraten lassen.

Unter der kostenpflichtigen Nummer 01805 313031 (0,14 Euro pro Minute aus dem deutschen Festnetz) der Sucht & Drogen-Hotline können Sie sich rund um die Uhr anonym beraten lassen. Weitere Informationen zu dieser Hotline: www.sucht-und-drogen-hotline.de

Eine Übersicht von deutschen und österreichischen Kontaktadressen finden Sie im Internet auf der Seite »Keine Macht den Drogen«, www.kmdd.de, unter dem Reiter »Infopool & Hilfe» und dann unter »Hilfe und Beratung«.

Suizid

Wenn Ihre Gedanken darum kreisen, sich das Leben zu nehmen, versuchen Sie mit anderen Menschen – auch anonym – darüber zu sprechen. Bundesweit gibt es eine Vielzahl von Beratungsstellen für Menschen mit Suizidgedanken. Eine Übersicht finden Sie auf der Seite der Deutschen Gesellschaft für Suizidprävention: www.suizidprophylaxe.de. Hilfe ist möglich, egal wie ausweglos die Lage scheint.

Telefonseelsorge

Die Telefonseelsorge ist anonym und rund um die Uhr erreichbar:
Deutschland: 0800 1110111 UND 0800 1110222
Österreich: 142
Schweiz: 143 (für 20 Rappen pro Anruf aus dem Festnetz)
Die Telefonseelsorge bietet ebenfalls Hilfe im Chat und per E-Mail an: www.telefonseelsorge.de

Muslimisches Seelsorgetelefon

Das muslimische Seelsorgetelefon ist rund um die Uhr unter der Telefonnummer 030 443509821 erreichbar.

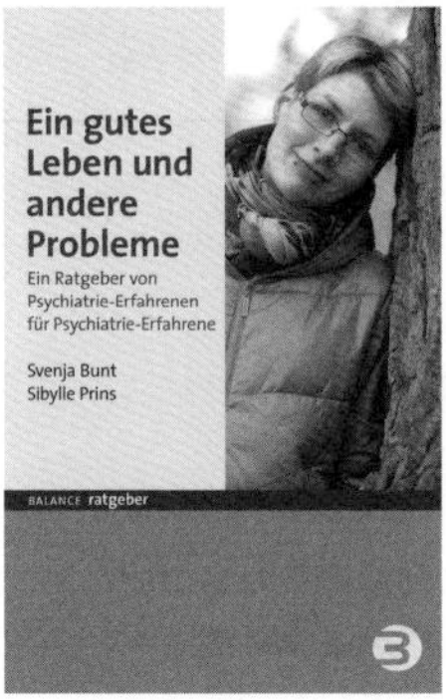

Svenja Bunt, Sibylle Prins

Ein gutes Leben und andere Probleme

Ein Ratgeber von Psychiatrie-Erfahrenen

für Psychiatrie-Erfahrene

168 Seiten

BALANCE ratgeber

17,00 Euro, ISBN Print 978-3-86739-139-9

13,99 Euro, ISBN eBook (PDF) 978-3-86739-929-6,

ISBN eBook (ePub) 978-3-86739-930-2

Schritt für Schritt vorwärts gehen

Was kann ich tun, dass es mir langfristig gut geht, auch wenn ich immer wieder mit psychischen Problemen zu kämpfen habe, wenn mir vielleicht sogar der Sinn des Lebens zeitweilig abhandengekommen ist und meine Ressourcen begrenzt sind? Die Autorinnen geben Anregungen, wie man trotz gesundheitlicher Probleme »ein gutes Leben« finden kann. Sie schreiben u.a. über Stressabbau, Haushaltsführung mit wenig Geld, die Suche nach einer erfüllenden Tätigkeit und die Gestaltung sozialer Beziehungen.

Die Botschaft: Im Laufe einer psychischen Erkrankung wird so mancher Lebenstraum begraben, aber wenn man gut für sich sorgt, gehen oft unerwartet Türen auf!

BALANCE **buch + medien verlag**

Internet: www.balance-verlag.de • E-Mail: info@balance-verlag.de

Liebe Leserin, lieber Leser, Sie haben sicherlich schon gemerkt, dass dieses Buch ein bisschen anders ist als so manch anderer Ratgeber. Es gibt solche, die versprechen Ihnen ein glückliches Leben, wenn Sie einige einfache Regeln befolgen. Oder bestimmte Übungen machen. Oder sich eine bestimmte Einstellung aneignen. Dann kann vermeintlich gar nichts schiefgehen, und Ihr Leben wird traumhaft schön.

So einen Ratgeber wollten wir nicht schreiben. Wir finden solche Versprechungen nicht nur unrealistisch, uns gefällt auch nicht, was im Hintergrund solcher Versprechungen immer mitschwingt: Wer es nicht schafft, die verordneten Regeln zu befolgen, die vorgeschlagenen Übungen zu machen, eine positive Haltung einzunehmen, ist dann schnell selbst schuld, wenn es mit dem guten Leben nicht klappt. Das finden wir zynisch. Wir denken eher, das Leben ist so eine Art Gemischtwarenladen. Da wird es immer gute und schlechte Ereignisse, positive und schwierige Entwicklungen geben, Blütezeiten und Durststrecken. Überhaupt, die persönliche Entwicklung eines Menschen: Nach unserer Erfahrung verläuft sie meist nicht geradlinig, folgt selten irgendeinem noch so ausgeklügelten Plan. Vielmehr sind Entwicklungswege oft verschlungen, bewegen sich im Zickzack oder vor und zurück, es gibt manchmal große Sprünge nach vorn, dann wieder Phasen des vermeintlichen Stillstands oder gar des Rückschritts.

Einen garantierten und sicheren Weg zu einem guten Leben können wir Ihnen nicht anbieten, nur Erfahrungen und im Selbstversuch sowie im Austausch mit anderen gesammelte Anregungen und Tipps. Vielleicht sind ja Vorschläge dabei, die Ihnen gefallen und die Sie mal ausprobieren möchten. Vielleicht bringen unsere Hinweise Sie auch auf eigene und ganz andere Ideen. Vielleicht nutzen Sie dieses Buch aber auch eher als Motivationshilfe, um sich selbst Mut zu machen, dass es auch aus einer schwierigen und als unbefriedigend erlebten Situation Auswege gibt.

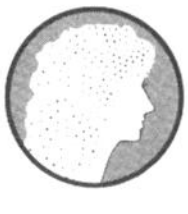 Svenja Bunt und 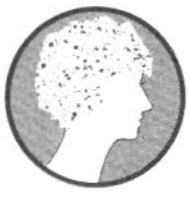 Sibylle Prins

Sparsamkeit

Wenn Sie wie wir beide schon beträchtliche gesundheitliche Turbulenzen erlebt haben, ist es leider von überwältigender Wahrscheinlichkeit, dass Sie zumindest phasenweise von staatlicher Unterstützung leben müssen. Viele Menschen mit mehreren Krankheitsepisoden machen irgendwann die Erfahrung, dass das Geld wirklich knapp ist, dass nicht mehr als Grundsicherung auf das Konto kommt. Insofern sind auch viele psychiatrieerfahrene Menschen an Sparsamkeit interessiert.

Das mit der Sparsamkeit ist jedoch eine sehr subjektive Sache. Manch einer findet sich sparsam, wenn er Produkte mit einem Preisnachlass kauft. Ein anderer traut sich nicht, jeden Tag zu duschen, um Wasser zu sparen. Wieder ein anderer würde nie ein Brot beim Bäcker kaufen, weil es teurer ist als im Supermarkt. Man kann es aber auch sparsam finden, einen kleinen Riestervertrag zu bedienen. Was also heißt Sparsamkeit genau, kann man das irgendwie eingrenzen oder definieren?

Wahrscheinlich gibt es da keine allgemeingültigen Maßstäbe. Uns geht es nicht um Sparsamkeit als Selbstzweck, sondern darum, innerhalb eines sehr engen finanziellen Rahmens möglichst gut zu leben.

SVENJA Für mich ist wichtig, mit meinem Geld auszukommen, also keine Schulden zu machen und einen kleinen Notgroschen anzusparen. Auch in den Zeiten mit Hartz IV war ein Ziel für mich, von dem bisschen Geld möglichst gut zu leben. Das hieß für mich, gesund zu essen, in ein preiswertes Fitnessstudio zu gehen und einmal die Woche einen Ausflug in die Natur oder ein Museum zu machen. ■

SIBYLLE In meinen »knappen« Zeiten ist es mir nicht gelungen, einen Notgroschen anzusparen. Manchmal musste ich Schulden machen. Ich bin solche Verpflichtungen aber immer sehr vorsichtig eingegangen und konnte so alles pünktlich und vollständig zurückzahlen. Was mir zugutekommt, ist, dass sich meine Wünsche und Sehnsüchte meist nicht auf Materielles beziehen. Ausgedehnte Shoppingtouren sind kein Hobby von mir. Die einzigen teuren Gegenstände, die meine Begehrlichkeit weckten, waren Bücher. Die gibt es leihweise in der Bibliothek, kostenlos in Büchertauschregalen oder für kleines Geld auf Flohmärkten. ■

Um mit wenig Geld auszukommen, muss man sein Einkommen und seine monatlichen Verpflichtungen genau kennen. Normalerweise sind das Miete und Heizkosten, Strom, Kosten für die öffentlichen Verkehrsmittel oder den Unterhalt eines Fahrzeugs, Telefon und Internet. Als Erstes sollten Sie mal ausrechnen, wie viel jeden Monat reinkommt und für diese unabdingbaren Posten rausgeht.

Dann brauchen Sie Geld für Lebensmittel. Es empfiehlt sich, einen Wocheneinkauf bei einem Discounter zu machen und genau zu planen (hier ist Planen sinnvoll), was Sie die Woche über brauchen. Wenn Sie sich eine Einkaufsliste machen, können Sie besser nachdenken, was Sie wirklich brauchen für eine gesunde und leckere Ernährung.

Der nächste unabdingbare Posten ist Wäschepflege, Körperpflege, Friseur, Wohnungspflege. Dann kommen vielleicht noch Kontoführungsgebühren und kleine Versicherungen wie eine Haftpflichtversicherung dazu. Möglicherweise auch Medikamentenzuzahlungen, von denen Sie sich aber bis auf einen gewissen Betrag auch befreien lassen können. Rechnen Sie doch mal die Kosten für all dies zusammen. Und: Wenn Sie all das bezahlen, haben Sie bereits eine gewisse Grundlebensqualität.

Auch wenn Sie von Hartz IV oder Grundsicherung leben, sollte nach Abzug all dieser Grundkosten noch etwas übrig bleiben. Und damit können Sie spielen. Fitnessstudio, Bücher, Kino, Kleidung, Musik, Kaffeetrinken oder vielleicht ein Haustier. Das ist dann Ihre Entscheidung.

Es kann auch sehr sinnvoll sein, einige Zeit ein Haushaltsbuch zu führen. Sie erhalten so einen Überblick, wofür Sie Ihr Geld wirklich ausgeben und wo es vielleicht Einsparmöglichkeiten gibt. Vielleicht werden Sie auch erstaunt feststellen, dass Sie für Lebensmittel gar nicht so viel ausgeben, wie Sie meinen, sondern dass das meiste Geld woanders hingeht. Solche Haushaltsbücher können Sie im Schreibwarengeschäft kaufen, es gibt sie manchmal gegen eine kleine Gebühr bei Sparkassen oder Verbraucherzentralen.

SVENJA Ich habe gute Erfahrungen mit einem selbst gebastelten Haushaltsbuch in Microsoft Excel gemacht. Wenn Sie bestimmte Kategorien festlegen – Lebensmittel, Drogeriemarkt, Unterhaltung und Reisen, Kleidung usw. –, können Sie für jeden Tag des Monats den Betrag eingeben, den Sie in dieser Kategorie an diesem Tag ausgegeben haben. Wer sich ein bisschen auskennt mit Microsoft Excel (oder jemanden kennt, der sich auskennt), kann leicht die verschiedenen Beträge für den Monat zusammenzählen und von den Einnahmen abziehen. Dann sehen Sie jeden Tag, wie viel Geld für den Rest des Monats noch übrig ist. ■

Überlegen Sie immer zuerst, ob Sie ein wirkliches Bedürfnis nach etwas Bestimmtem haben, dann, was Sie dazu genau brauchen. Informieren Sie sich. Schließlich müssen Sie überlegen, wann Sie das Geld dafür zusammenhaben. Dann gehen Sie einkaufen. Noch ein paar grundsätzliche Tipps:

- Informieren Sie sich vor größeren Anschaffungen bei der Stiftung Warentest im Internet.
- Nutzen Sie Preis-Leistungs-Vergleiche in Internetportalen.
- Bevor Sie Verträge eingehen, recherchieren Sie gut, wo das Preis-Leistungs-Verhältnis stimmt.
- Elektronikartikel können Sie im Internet stark ermäßigt kaufen, wenn Sie nicht topaktuelle Modelle auswählen. Vorsicht aber, wenn diese aktuelle Software brauchen.
- Kleidung können Sie gut einige Wochen vor den Schlussverkäufen zu reduzierten Preisen kaufen, zum Beispiel kurz vor und nach Weihnachten und nach den Sommerferien.
- Kaufen Sie nichts, nur weil es preiswert ist.

Nutzen Sie als Einkaufsquellen auch gerne Gebrauchtartikelbörsen, Sozialkaufhäuser, Flohmärkte. Gartenbesitzer geben oft Obst oder Gemüse ab, das sie selbst nicht verwerten können. Überlegen Sie, ob Sie etwas wirklich selbst kaufen müssen oder sich das auch irgendwo leihen könnten, wie Bücher und CDs zum Beispiel aus der Stadtbibliothek oder von Freunden. Es gibt mittlerweile eine boomende Share-Bewegung, dort werden Gegenstände, die man nur gelegentlich braucht, wie etwa Bohrmaschine oder Waffeleisen, auch unter Fremden ausgeliehen. Im Internet gibt es etliche Foren, in denen Gegenstände (z. B. Kleidung) verschenkt oder getauscht werden. Selbst Urlaube können so preiswert gestaltet werden, zum Beispiel durch das sogenannte Couchsurfing (man übernachtet bei Wildfremden, die ein Bett zur Verfügung stellen), oder man kann bei Gastgebern im Garten zelten.

Und es geht doch – Einleitung

Fast eine Million Menschen in Deutschland wissen, was es heißt, Stimmen zu hören, die andere Menschen nicht wahrnehmen, sich in eine eigene Wahnwelt einzuspinnen, himmelhoch jauchzend oder zu Tode betrübt zu sein. Sie sind »psychoseerfahren« und haben bereits einmal oder mehrmals psychotische Krankheitsphasen erlebt. Menschen, die so eine Krise schon einmal hinter sich gebracht haben, möchten sie nie wieder durchleben. Sie sind bereit, einiges zu tun, damit die Stimmen nicht wiederkommen.

In der klassischen Psychiatrie sind sie dabei ausschließlich auf Hilfe von außen angewiesen: Sie können zum Beispiel Medikamente nehmen oder sich in die Obhut eines Psychotherapeuten begeben. Diese Möglichkeiten sind notwendig und hilfreich für viele. Vergessen wird jedoch allzu oft, dass auch die Betroffenen selbst vielfältigen Einfluss auf das Zustandekommen, den Verlauf und die Folgen weiterer psychotischer Krisen nehmen und viel für ihre eigene Genesung tun können.

Mit diesen individuellen Vorsorge- und Selbsthilfemöglichkeiten psychoseerfahrener Menschen beschäftigt sich dieses Buch. Damit wenden wir uns in erster Linie an Betroffene, die nicht länger nur hilflos und passiv hoffen möchten, dass keine weiteren Krisen kommen, die es satt haben, nur Pillen zu schlucken, und die schon immer das Gefühl hatten, dass nicht nur sie selbst es sind, die die Krisen durchleiden, sondern dass folglich auch sie es sein müssen, die diesen etwas entgegensetzen.

Wir haben in diesem Buch Erfahrungen von Menschen zusammengetragen, die in verschiedensten Formen von Psychosen »betroffen« sind. Mitgewirkt haben Psychoseerfahrene, professionell Tätige, Selbsthilfegruppen und einige Vertrauenspersonen. Aus verschiedenen Perspektiven betrachten sie die Themen der Vorsorge und Selbsthilfe. Professionell Tätige haben ihr theoretisches Wissen und ihre Kenntnisse aus der Arbeit mit psychoseerfahrenen Menschen eingebracht, Betroffene ihre ganz persönlichen Erfahrungen, ihre individuellen Vorsorgeaktivitäten und ihre Selbsthilfebemühungen in Gruppen. Herausgekommen ist eine Vielzahl von Anregungen und Erfahrungen aller Beteiligten, die für Professionelle, Betroffene und Angehörige gleichermaßen hilfreich sind.

Die verschiedenen Psychosen haben mehr Gemeinsames als Trennendes, deshalb wenden wir uns generell an Menschen mit psychotischen Krisen, seien diese nun schizophren, schizoaffektiv, depressiv, manisch oder manisch-depressiv. Allen Betroffenen ist gemeinsam, dass sie aus eigenen Stücken nur schwer aus ihren Krisen herausfinden, weshalb gerade für sie jegliche Form von Krisenvorbeugung wichtig ist. Psychosen verlaufen in der Regel phasenhaft und zumeist folgen auf die kurzen psychotischen Zeiten längere krisenfreie Lebensabschnitte. Der Vorsorgeansatz macht sich diesen Umstand zunutze: Bevor die Stimmen wiederkommen, kann man einer Selbsthilfegruppe beitreten, mit der Klinik eine Vereinbarung für den nächsten Aufenthalt treffen, Belastungen reduzieren, Psychosebegleiter suchen, sensibler für Krisenzeichen werden usw.

Wir standen vor allem zu Beginn unserer Arbeit mit psychoseerfahrenen Menschen immer wieder erschrocken vor der hilflos machenden Eigendynamik psychotischer Krisen. Klein, ja fast winzig wirken die persönlichen Einflussmöglichkeiten zunächst, wenn etwa jemand wie aus heiterem Himmel in eine tiefe Depression gerät. Wir haben jedoch die Erfahrung gemacht, dass Betroffene mit zunehmender Beschäftigung mit diesem Thema mehr und mehr Einflussmöglichkeiten überhaupt erst wahrnehmen. Erst langsam wird ihnen klar, wie man sich durch eigenes Verhalten in Psychosenähe bringt, aber auch durch eigene Anstrengungen Krisen schon mehrmals erfolgreich umschifft hat. Das schafft Selbstbewusstsein und fördert einen gleichberechtigteren Umgang zwischen Betroffenen und professionell Tätigen. Psychoseerfahrene sind nicht mehr einseitig auf Hilfe von außen angewiesen, sondern werden zu aktiven Mitgestaltern und Verhandlungspartnern.

Die Psychiatrie hat sich in den letzten Jahrzehnten sehr gewandelt. Mehr und mehr werden Betroffene zu gleichberechtigten Verhandlungspartnern und wird ihr subjektives Erleben gewürdigt. Immer häufiger haben sie die Möglichkeit der Selbstbestimmung, statt dass über ihre Köpfe hinweg entschieden wird. Betroffene Menschen haben sich in einer sehr aktiven Selbsthilfebewegung zusammengeschlossen, ermutigen sich gegenseitig und verändern die Psychiatrie. All diese Entwicklungen werden heute unter dem Schlagwort »Empowerment« zusammengefasst. Seit Kurzem rückt nun zunehmend auch die Möglichkeit der Genesung von schweren psychischen Erkrankungen ins Blickfeld von Fachleuten, Betroffenen und Angehörigen. Heute wissen wir: Die allermeisten Menschen mit einer psychotischen Erkrankung genesen. Sie können ein zufriedenes und hoffnungsvolles Leben führen, oftmals klingen die Symptome sogar ganz ab.

Aber auch mit bestehenden Symptomen können sich Betroffene mit ihrer Erkrankung »versöhnen«, weil sie nicht mehr gegen sie kämpfen müssen, sich nicht mehr für ihre Erkrankung schämen und ihre Symptome so weit kontrollieren, dass sie die Psychose im Griff haben – und nicht umgekehrt. Leserinnen und Leser dieses Buches begeben sich auf eine Entdeckungsreise – welche Schätze sich heben lassen, zeigt sich erst unterwegs! Wir haben zahlreiche Schatzsucher auf ihrem Weg begleitet und häufig erleben dürfen, dass sie größere Entdeckungen machten, als wir alle anfangs für möglich gehalten hatten. Die Beschäftigung mit Selbsthilfe und Vorsorge heilt keine Psychosen, man kann aber lernen, besser mit ihnen und möglichst lange ohne sie zu leben. Krisen sind weiterhin nicht ausgeschlossen, wenn sie aber kommen, dann möglicherweise schwächer oder mit weniger negativen Folgen.

Die klassische Psychiatrie kennt – etwas plakativ formuliert – nur einen einzigen Weg der Vorsorge: Pillen. Wir stehen ihnen äußerst zwiespältig gegenüber, was auch bedeutet, dass wir sie in vielen Fällen für unverzichtbar halten. Wer sich mit Vorsorge beschäftigt, der wird aber schnell an den Punkt kommen, an dem es nicht mehr um die Frage »Medikamente ja oder nein?« geht. Vielmehr tauchen ganz andere Fragen auf: Zu welchen Zeiten, in welcher Dosis, für welche Dauer, mit welchem Grad an Mitbestimmung betrachte ich welche Medikamente als kleineres Übel? Und auch: Wann halte ich das Risiko einer neuerlichen Krise für so gering, dass ich nach langer Abwägung zu dem Entschluss komme, momentan auf Medikamente verzichten zu können?

(…)

Bei der Arbeit an diesem Buch haben uns einige Vorsätze begleitet, deren Umsetzung uns hoffentlich gelungen ist: Praxisnah soll das Buch sein. Wir wollen Vorschläge und Anregungen bieten, mit denen Betroffene, Professionelle und Angehörige etwas anfangen können. Positiv soll es sein. Wir wollen Alternativen aufzeigen, anstatt über das, was ist, zu schimpfen. Und lebendig soll es sein, so spannend und vielgestaltig, wie es nur die Erfahrungen des Lebens sein können.

Dieses Buch wurde nur durch die Mithilfe und Zusammenarbeit vieler Menschen möglich. Bedanken möchten wir uns vor allem bei allen Betroffenen, die in unseren Gruppen, in Psychoseseminaren und in vielen persönlichen Gesprächen offen über ihre Erfahrungen berichtet haben und uns daran teilhaben ließen. Ohne sie hätten wir so manches Mal den falschen Ton angeschlagen und wieder Grenzen aufgebaut zwischen Betroffenen und professionell Tätigen. Danke sagen wir den Koautoren und -autorinnen. Durch ihre spannenden Texte erst wurde dieses Buch zu einem farbigen Ganzen.

Anke Gartelmann und Andreas Knuf